全国技能大赛——全国医药行业职业技能竞赛教材

"十四五"全国职业教育医药类规划教材

中药调剂技术

综合实训

中国医药教育协会职业技术教育委员会　组织编写

蔡　伟　罗玲英　主编

杜明华　主审

化学工业出版社

·北京·

内容简介

本书是“十四五”全国职业教育医药类规划教材，由中国医药教育协会职业技术教育委员会组织编写。本书适用于中高职职业院校中药专业学生及社会学习者学习。对接《中药调剂员国家职业标准》，根据岗位职业能力要求、国家药品标准及技能竞赛要求，教材涵盖了中药调剂技能操作和技术理论部分内容，其中中药饮片识别项目列表汇总313种中药饮片的正名、科名、入药部位、功能，让学习者可以一目了然掌握中药来源及功效；中药真伪鉴别项目针对81个中药品种，依据近年来药材市场主要存在的混（掺）伪情况及相关文献报道，整理了伪品、掺劣品共计198种，突出传统经验，提炼鉴别要点，绘制真伪鉴别对比图表；审方部分参照《处方管理办法》等国家有关法律、法规，按照《中药处方格式与书写规范》要求，对处方的前记、正文、后记等项目进行合法性、适宜性、合理性、规范性审核；中成药介绍项目贴近岗位实际，设置辨证荐药、用药咨询及处方分析任务，采用案例分析、情景模拟及角色扮演方法模拟真实情景。技能操作部分同步配套丰富的PPT课件、高清图片、微课、视频等数字资源，能达到形象直观、通俗易懂的学习效果；技术理论部分紧扣中医药领域职业需求，对中药调剂员职业工种主要知识点与技能点能很好地进行强化训练与指导。

图书在版编目（CIP）数据

中药调剂技术综合实训/中国医药教育协会职业技术教育委员会组织编写；蔡伟，罗玲英主编. —北京：化学工业出版社，2022.3（2023.8重印）
全国技能大赛——全国医药行业职业技能竞赛教材
“十四五”全国职业教育医药类规划教材
ISBN 978-7-122-40544-9

Ⅰ.①中… Ⅱ.①中…②蔡…③罗… Ⅲ.①中药制剂学—高等职业教育—教材 Ⅳ.①R283

中国版本图书馆CIP数据核字（2022）第000145号

责任编辑：陈燕杰　张　蕾　　文字编辑：张晓锦　陈小滔
责任校对：宋　玮　　装帧设计：王晓宇

出版发行：化学工业出版社（北京市东城区青年湖南街13号　邮政编码100011）
印　　装：三河市延风印装有限公司
710mm×1000mm　1/16　印张11　字数188千字
2023年8月北京第1版第2次印刷

购书咨询：010-64518888　　售后服务：010-64518899
网　　址：http://www.cip.com.cn
凡购买本书，如有缺损质量问题，本社销售中心负责调换。

定　　价：30.00元

中国医药教育协会职业技术教育委员会
全国医药行业特有职业技能竞赛教材建设委员会

刘建升　山东医药技师学院
李琼琼　上海驭风文化传播有限公司
沈　力　重庆三峡医药高等专科学校
张建宝　山东港通深度智能科技有限公司
张雪昀　湖南食品药品职业学院
张震云　山西药科职业学院
林素静　深圳职业技术学院
郝晶晶　北京卫生职业学院
黄　沐　汕头中医药技工学校
曹燕利　天津现代职业技术学院
崔福军　江苏省徐州医药高等职业学校
董建慧　杭州第一技师学院
韩宝来　河南应用技术职业学院
程　敏　四川省食品药品学校
谢海春　南京药育智能科技有限公司
管金发　杭州胡庆余堂国药号有限公司

本书编审人员名单

主　编　蔡　伟　罗玲英

副主编　王海花　马　羚　杨凤林

编写人员（排名不分先后）

丁福荣　山东协和学院

马　羚　重庆三峡医药高等专科学校

马伟辰　淄博职业学院

于素玲　成都铁路卫生学校

王海花　山西药科职业学院

王慧芳　苏州卫生职业技术学院

孙彤伟　上海市医药学校

陈二华　江苏护理职业学院

辛艳梅　山东医药技师学院

张　娟　泰山护理职业学院

李　琼　江苏省徐州医药高等职业学校

宋　涛　广东省食品药品职业技术学校

张立庆　山东药品食品职业学院

张丽媛　石家庄职业技术学院

张慧芳　金华职业技术学院

杨凤林　上海中药行业协会

吴　杰　南阳医学高等专科学校

张　敏　河南医药健康技师学院

陈瑞云　深圳技师学院
何雪莲　四川省食品药品学校
吴　妍　河南应用技术职业学院
罗玲英　江西省医药学校
周在富　重庆化工职业学院
郑显杰　青岛经济职业学校
赵　华　辽宁医药职业学院
段华琴　江苏省常州技师学院
钟彩娜　广西农业职业技术大学
聂小忠　深圳职业技术学院
贾小庆　江苏省医药有限公司
谈利红　重庆医药高等专科学校
袁继承　菏泽医学专科学校
顾瑛琪　南京市莫愁中等专业学校
耿艳红　滨州职业学院
黄　真　浙江中医药大学
黄　沐　汕头中医药技工学校
黄欲立　济南护理职业学院
曹　音　广西中医药大学附设中医学校
蒋小莉　杭州第一技师学院
蒋媛媛　广东江门中医药职业学院
蔡佳良　广州市医药职业学校
蔡　伟　浙江药科职业大学
蔡　琳　徐州生物工程职业技术学院

主　审　杜明华

前　言

为推动中医药职业教育的发展，培养中医药技术技能人才，笔者在中国医药教育协会职业技术教育委员会的组织规划下，按照全国中医药职业院校中药专业的培养目标以及全国技能大赛——全国医药行业职业技能竞赛要求，确定本教材的教学内容，并组织全国各地40余所学校（包括本科、高职高专、技师学校及中职学校）专业教师以及医药企业、行业专家共同编写了本教材。

在岗位调研和职业分析基础上，根据岗位工作实际以及掌握该岗位的学习特点，本教材分为上下两篇，上篇为技能操作，下篇为技术理论。上篇技能操作分为5大项目，分别为项目一中药饮片识别（蔡伟、郑显杰、张丽媛、丁福荣、于素玲、张慧芳、王慧芳），项目二中药真伪鉴别（马羚、顾瑛琪、陈瑞云、钟彩娜、曹音、袁继承、蔡琳、何雪莲、马伟辰、吴妍、耿艳红），项目三中药处方审核（王海花、辛艳梅、张娟、陈二华），项目四中药处方调配（杨凤林、蒋小莉、张立庆、聂小忠），项目五中成药介绍（罗玲英、吴杰、张敏、段华琴、贾小庆、黄欲立、谈利红）；下篇技术理论以习题的形式提供给学习者（统稿王海花），分为12个项目，分别为项目六中医基础知识（编者李琼），项目七中药学（编者周在富），项目八中成药（编者赵华），项目九中药鉴定（编者黄真），项目十中药检测（编者黄沐），项目十一中药调剂（编者蔡佳良），项目十二中药的煎煮与服用方法（编者孙彤伟），项目十三中药的储存与养护（编者孙彤伟），项目十四常见病辨证论治（编者宋涛），项目十五药学服务（编者蒋媛媛），项目十六职业道德与安全知识（编者蒋媛媛），项目十七法律法规基础知识（编者黄沐）。

本教材按照中药调剂员实际工作过程及岗位技能要求进行编写，突出实用技能，同时兼顾理论知识的复习巩固。适用于职业院校中药类专业的综合实训教学、技能竞赛培训、医院及药店中药岗位员工的培训，也可用于中药调剂员职业工种技能鉴定培训教材。

本教材采用“文字内容＋数字技术”的呈现方式。对于仅靠文字表述，不易学习掌握的知识和技能点（如中药饮片识别、真伪鉴别等），采用现代多媒体技术呈现出药材的彩图、岗位的真实场景，结合教材文字，图文并茂，使之形象直观，通俗易懂。充分利用现代数字技术，改变了教材的传统形式，是教材形式的创新，具有鲜明的特色。本教材支持手机扫码，手机扫描书中的二维码，即可在手机上呈现相关多媒体内容。

由于时间仓促，编者业务水平有限，疏漏或不当之处在所难免，恳请广大师生在使用中提出宝贵意见，以便进一步修订和完善。

编者

2022 年 1 月

CONTENTS
目录

上篇 中药调剂技能操作

下篇 中药调剂技术理论

上篇

中药调剂技能操作

项目一
中药饮片识别

技能目标

1. 掌握常用中药的鉴别方法。
2. 掌握和熟悉一定数量常用中药的来源、入药部位等知识。
3. 能正确识别常用中药，判别其外观质量。
4. 掌握常用中药的功效。

学习资料

列表汇总313种中药饮片的正名、科名、入药部位、功能，饮片选自《中药调剂技术》以及《中华人民共和国药典》（2020年版）。

序号	正名	科名	入药部位	功能
1	细辛	马兜铃科	干燥根和根茎	解表散寒，祛风止痛，通窍，温肺化饮
2	狗脊	蚌壳蕨科	干燥根茎	祛风湿，补肝肾，强腰膝
3	绵马贯众	鳞毛蕨科	干燥根茎和叶柄残基	清热解毒，驱虫
4	大黄	蓼科	干燥根及根茎	泻下攻积，清热泻火，凉血解毒，逐瘀通经，利湿退黄

续表

序号	正名	科名	入药部位	功能
5	何首乌	蓼科	干燥块根	解毒,消痈,截疟,润肠通便
6	牛膝	苋科	干燥根	逐瘀通经,补肝肾,强筋骨,利尿通淋,引血下行
7	太子参	石竹科	干燥块根	益气健脾,生津润肺
8	白芍	毛茛科	干燥根	养血调经,敛阴止汗,柔肝止痛,平抑肝阳
9	黄连	毛茛科	干燥根茎	清热燥湿,泻火解毒
10	防己	防己科	干燥根	祛风止痛,利水消肿
11	甘草	豆科	干燥根和根茎	补脾益气,清热解毒,祛痰止咳,缓急止痛,调和诸药
12	黄芪	豆科	干燥根	补气升阳,固表止汗,利水消肿,生津养血,行滞通痹,托毒排脓,敛疮生肌
13	人参	五加科	干燥根和根茎	大补元气,复脉固脱,补脾益肺,生津养血,安神益智
14	红参	五加科	干燥根和根茎	大补元气,复脉固脱,益气摄血
15	西洋参	五加科	干燥根	补气养阴,清热生津
16	三七	五加科	干燥根及根茎	散瘀止血,消肿定痛
17	延胡索	罂粟科	干燥块茎	活血,行气,止痛
18	板蓝根	十字花科	干燥根	清热解毒,凉血利咽
19	白芷	伞形科	干燥根	解表散寒,祛风止痛,宣通鼻窍,燥湿止带,消肿排脓

续表

序号	正名	科名	入药部位	功能
20	当归	伞形科	干燥根	补血活血，调经止痛，润肠通便
21	前胡	伞形科	干燥根	降气化痰，散风清热
22	川芎	伞形科	干燥根茎	活血行气，祛风止痛
23	防风	伞形科	干燥根	祛风解表，胜湿止痛，止痉
24	柴胡	伞形科	干燥根	疏散退热，疏肝解郁，升举阳气
25	龙胆	龙胆科	干燥根及根茎	清热燥湿，泻肝胆火
26	紫草	紫草科	干燥根	清热凉血，活血解毒，透疹消斑
27	丹参	唇形科	干燥根和根茎	活血祛瘀，通经止痛，清心除烦，凉血消痈
28	黄芩	唇形科	干燥根	清热燥湿，泻火解毒，止血，安胎
29	玄参	玄参科	干燥根	清热凉血，滋阴降火，解毒散结
30	地黄	玄参科	新鲜或干燥块根	鲜地黄：清热生津，凉血，止血 生地黄：清热凉血，养阴生津
31	熟地黄	玄参科	生地黄的炮制加工品	补血滋阴，益精填髓
32	巴戟天	茜草科	干燥根	补肾阳，强筋骨，祛风湿
33	桔梗	桔梗科	干燥根	宣肺，利咽，祛痰，排脓
34	党参	桔梗科	干燥根	健脾益肺，养血生津
35	木香	菊科	干燥根	行气止痛，健脾消食
36	白术	菊科	干燥根茎	健脾益气，燥湿利水，止汗，安胎

续表

序号	正名	科名	入药部位	功能
37	苍术	菊科	干燥根茎	燥湿健脾，祛风散寒，明目
38	泽泻	泽泻科	干燥块茎	利水渗湿，泄热，化浊降脂
39	半夏	天南星科	干燥块茎	燥湿化痰，降逆止呕，消痞散结
40	天南星	天南星科	干燥块茎	散结消肿
41	石菖蒲	天南星科	干燥根茎	开窍豁痰，醒神益智，化湿开胃
42	百部	百部科	干燥块根	润肺下气止咳，杀虫灭虱
43	川贝母	百合科	干燥鳞茎	清热润肺，化痰止咳，散结消痈
44	浙贝母	百合科	干燥鳞茎	清热化痰止咳，解毒散结消痈
45	郁金	姜科	干燥块根	活血止痛，行气解郁，清心凉血，利胆退黄
46	天麻	兰科	干燥块茎	息风止痉，平抑肝阳，祛风通络
47	虎杖	蓼科	干燥根茎和根	利湿退黄，清热解毒，散瘀止痛，止咳化痰
48	川牛膝	苋科	干燥根	逐瘀通经，通利关节，利尿通淋
49	银柴胡	石竹科	干燥根	清虚热，除疳热
50	白头翁	毛茛科	干燥根	清热解毒，凉血止痢
51	赤芍	毛茛科	干燥根	清热凉血，散瘀止痛
52	升麻	毛茛科	干燥根茎	发表透疹，清热解毒，升举阳气
53	北豆根	防己科	干燥根茎	清热解毒，祛风止痛

续表

序号	正名	科名	入药部位	功能
54	苦参	豆科	干燥根	清热燥湿，杀虫，利尿
55	山豆根	豆科	干燥根和根茎	清热解毒，消肿利咽
56	葛根	豆科	干燥根	解肌退热，生津止渴，透疹，升阳止泻，通经活络，解酒毒
57	北沙参	伞形科	干燥根	养阴清肺，益胃生津
58	白薇	萝藦科	干燥根和根茎	清热凉血，利尿通林，解毒疗疮
59	天花粉	葫芦科	干燥根	清热泻火，生津止渴，消肿排脓
60	南沙参	桔梗科	干燥根	养阴清肺，益胃生津，化痰，益气
61	紫菀	菊科	干燥根和根茎	润肺下气，消痰止咳
62	三棱	黑三棱科	干燥块茎	破血行气，消积止痛
63	黄精	百合科	干燥根茎	补气养阴，健脾，润肺，益肾
64	玉竹	百合科	干燥根茎	养阴润燥，生津止渴
65	天冬	百合科	干燥块根	养阴润燥，清肺生津
66	麦冬	百合科	干燥块根	养阴生津，润肺清心
67	知母	百合科	干燥根茎	清热泻火，滋阴润燥
68	山药	薯蓣科	干燥根茎	补脾养胃，生津益肺，补肾涩精
69	莪术	姜科	干燥根茎	行气破血，消积止痛
70	姜黄	姜科	干燥根茎	破血行气，通经止痛

续表

序号	正名	科名	入药部位	功能
71	远志	远志科	干燥根	安神益智，交通心肾，祛痰，消肿
72	独活	伞形科	干燥根	祛风除湿，通痹止痛
73	羌活	伞形科	干燥根茎和根	解表散寒，祛风除湿，止痛
74	秦艽	龙胆科	干燥根	祛风湿，清湿热，止痹痛，退虚热
75	漏芦	菊科	干燥根	清热解毒，消痈，下乳，舒筋通脉
76	香附	莎草科	干燥根茎	疏肝解郁，理气宽中，调经止痛
77	高良姜	姜科	干燥根茎	温胃止呕，散寒止痛
78	胡黄连	玄参科	干燥根茎	退虚热，除疳热，清湿热
79	茜草	茜草科	干燥根和根茎	凉血，祛瘀，止血，通经
80	续断	川续断科	干燥根	补肝肾，强筋骨，续折伤，止崩漏
81	射干	鸢尾科	干燥根茎	清热解毒，消痰，利咽
82	芦根	禾本科	新鲜或干燥根茎	清热泻火，生津止渴，除烦，止呕，利尿
83	干姜	姜科	干燥根茎	温中散寒，回阳通脉，温肺化饮
84	重楼	百合科	干燥根茎	清热解毒，消肿止痛，凉肝定惊
85	土茯苓	百合科	干燥根茎	解毒，除湿，通利关节
86	骨碎补	水龙骨科	干燥根茎	疗伤止痛，补肾强骨；外用消风祛斑
87	乌药	樟科	干燥块根	行气止痛，温肾散寒
88	白前	萝藦科	干燥根茎和根	降气，消痰，止咳

续表

序号	正名	科名	入药部位	功能
89	徐长卿	萝藦科	干燥根和根茎	祛风，化湿，止痛，止痒
90	商陆	商陆科	干燥根	逐水消肿，通利二便；外用解毒散结
91	白及	兰科	干燥块茎	收敛止血，消肿生肌
92	白茅根	禾本科	干燥根茎	凉血止血，清热利尿
93	百合	百合科	干燥肉质鳞叶	养阴润肺，清心安神
94	薤白	百合科	干燥鳞茎	通阳散结，行气导滞
95	甘遂	大戟科	干燥块根	泻水逐饮，消肿散结
96	地榆	蔷薇科	干燥根	凉血止血，解毒敛疮
97	川乌	毛茛科	干燥母根	祛风除湿，温经止痛
98	附子	毛茛科	子根的加工品	回阳救逆，补火助阳，散寒止痛
99	草乌	毛茛科	干燥块根	祛风除湿，温经止痛
100	威灵仙	毛茛科	干燥根和根茎	祛风湿，通经络
101	粉萆薢	薯蓣科	干燥根茎	利湿去浊，祛风除痹
102	京大戟	大戟科	干燥根	泻水逐饮，消肿散结
103	藕节	睡莲科	干燥根茎节部	收敛止血，化瘀
104	仙茅	石蒜科	干燥根茎	补肾阳，强筋骨，祛寒湿
105	川木香	菊科	干燥根	行气止痛
106	刺五加	五加科	干燥根和根茎或茎	益气健脾，补肾安神
107	苏木	豆科	干燥心材	活血祛瘀，消肿止痛
108	钩藤	茜草科	干燥带钩茎枝	息风定惊，清热平肝
109	槲寄生	桑寄生科	干燥带叶茎枝	祛风湿，补肝肾，强筋骨，安胎元
110	桑寄生	桑寄生科	干燥带叶茎枝	祛风湿，补肝肾，强筋骨，安胎元
111	首乌藤	蓼科	干燥藤茎	养血安神，祛风通络

续表

序号	正名	科名	入药部位	功能
112	川木通	毛茛科	干燥藤茎	利尿通淋，清心除烦，通经下乳
113	降香	豆科	树干和根的干燥心材	化瘀止血，理气止痛
114	通草	五加科	干燥茎髓	清热利尿，通气下乳
115	大血藤	木通科	干燥藤茎	清热解毒，活血，祛风止痛
116	鸡血藤	豆科	干燥藤茎	活血补血，调经止痛，舒筋活络
117	桂枝	樟科	干燥嫩枝	发汗解肌，温通经脉，助阳化气，平冲降逆
118	桑枝	桑科	干燥嫩枝	祛风湿，利关节
119	皂角刺	豆科	干燥棘刺	消肿托毒，排脓，杀虫
120	木通	木通科	干燥藤茎	利尿通淋，清心除烦，通经下乳
121	络石藤	夹竹桃科	干燥带叶藤茎	祛风通络，凉血消肿
122	灯心草	灯心草科	干燥茎髓	利小便，清心火
123	竹茹	禾本科	茎秆的干燥中间层	清热化痰，除烦，止呕
124	牡丹皮	毛茛科	干燥根皮	清热凉血，活血化瘀
125	厚朴	木兰科	干燥干皮、根皮及枝皮	燥湿消痰，下气除满
126	肉桂	樟科	干燥树皮	补火助阳，散寒止痛，温通经脉，引火归元
127	杜仲	杜仲科	干燥树皮	补肝肾，强筋骨，安胎
128	合欢皮	豆科	干燥树皮	解郁安神，活血消肿
129	黄柏	芸香科	干燥树皮	清热燥湿，泻火除蒸，解毒疗疮
130	白鲜皮	芸香科	干燥根皮	清热燥湿，祛风解毒

续表

序号	正名	科名	入药部位	功能
131	秦皮	木犀科	干燥枝皮或干皮	清热燥湿，收涩止痢，止带，明目
132	香加皮	萝藦科	干燥根皮	利水消肿，祛风湿，强筋骨
133	地骨皮	茄科	干燥根皮	凉血除蒸，清肺降火
134	五加皮	五加科	干燥根皮	祛风除湿，补益肝肾，强筋壮骨，利水消肿
135	桑白皮	桑科	干燥根皮	泻肺平喘，利水消肿
136	苦楝皮	楝科	干燥树皮和根皮	杀虫，疗癣
137	土荆皮	松科	干燥根皮或近根树皮	杀虫，疗癣，止痒
138	辛夷	木兰科	干燥花蕾	散风寒，通鼻窍
139	丁香	桃金娘科	干燥花蕾	温中降逆，补肾助阳
140	金银花	忍冬科	干燥花蕾或带初开的花	清热解毒，疏散风热
141	款冬花	菊科	干燥花蕾	润肺下气，止咳化痰
142	红花	菊科	干燥花	活血通经，散瘀止痛
143	西红花	鸢尾科	干燥柱头	活血化瘀，凉血解毒，解郁安神
144	合欢花	豆科	干燥花序或花蕾	解郁安神
145	旋覆花	菊科	干燥头状花序	降气，消痰，行水，止呕
146	菊花	菊科	干燥头状花序	散风清热，平肝明目，清热解毒
147	蒲黄	香蒲科	干燥花粉	止血，化瘀，通淋
148	密蒙花	马钱科	干燥花蕾及花序	清热泻火，养肝明目，退翳
149	玫瑰花	蔷薇科	干燥花蕾	行气解郁，和血，止痛
150	野菊花	菊科	干燥头状花序	清热解毒，泻火平肝

续表

序号	正名	科名	入药部位	功能
151	槐花	豆科	干燥花及花蕾	凉血止血，清肝泻火
152	月季花	蔷薇科	干燥花	活血调经，疏肝解郁
153	艾叶	菊科	干燥叶	温经止血，散寒止痛；外用祛湿止痒
154	淫羊藿	小檗科	干燥叶	补肾阳，强筋骨，祛风湿
155	大青叶	十字花科	干燥叶	清热解毒，凉血消斑
156	番泻叶	豆科	干燥小叶	泻热行滞，通便，利水
157	石韦	水龙骨科	干燥叶	利尿通淋，清肺止咳，凉血止血
158	枇杷叶	蔷薇科	干燥叶	清肺止咳，降逆止呕
159	紫苏叶	唇形科	干燥叶（或带嫩枝）	解表散寒，行气和胃
160	罗布麻叶	夹竹桃科	干燥叶	平肝安神，清热利水
161	桑叶	桑科	干燥叶	疏散风热，清肺润燥，清肝明目
162	侧柏叶	柏科	干燥枝梢和叶	凉血止血，化痰止咳，生发乌发
163	棕榈	棕榈科	干燥叶柄	收敛止血
164	五味子	木兰科	干燥成熟果实	收敛固涩，益气生津，补肾宁心
165	木瓜	蔷薇科	干燥近成熟果实	舒筋活络，和胃化湿
166	山楂	蔷薇科	干燥成熟果实	消食健胃，行气散瘀，化浊降脂
167	苦杏仁	蔷薇科	干燥成熟种子	降气止咳平喘，润肠通便
168	决明子	豆科	干燥成熟果实	清热明目，润肠通便

续表

序号	正名	科名	入药部位	功能
169	补骨脂	豆科	干燥成熟果实	温肾助阳，纳气平喘，温脾止泻；外用消风祛斑
170	吴茱萸	芸香科	干燥近成熟果实	散寒止痛，降逆止呕，助阳止泻
171	小茴香	伞形科	干燥成熟果实	散寒止痛，理气和胃
172	山茱萸	山茱萸科	干燥成熟果肉	补益肝肾，收涩固脱
173	连翘	木犀科	干燥果实	清热解毒，消肿散结，疏散风热
174	枸杞子	茄科	干燥成熟果实	滋补肝肾，益精明目
175	栀子	茜草科	干燥成熟果实	泻火除烦，清热利湿，凉血解毒；外用消肿止痛
176	瓜蒌	葫芦科	干燥成熟果实	清热涤痰，宽胸散结，润燥滑肠
177	槟榔	棕榈科	干燥成熟种子	杀虫，消积，行气，利水，截疟
178	砂仁	姜科	干燥成熟果实	化湿开胃，温脾止泻，理气安胎
179	豆蔻	姜科	干燥成熟果实	化湿行气，温中止呕，开胃消食
180	葶苈子	十字花科	干燥成熟种子	泻肺平喘，行水消肿
181	桃仁	蔷薇科	干燥成熟种子	活血祛瘀，润肠通便，止咳平喘
182	火麻仁	桑科	干燥成熟果实	润肠通便
183	郁李仁	蔷薇科	干燥成熟种子	润肠通便，下气利水
184	乌梅	蔷薇科	干燥近成熟果实	敛肺，涩肠，生津，安蛔
185	金樱子	蔷薇科	干燥成熟果实	固精缩尿，固崩止带，涩肠止泻

续表

序号	正名	科名	入药部位	功能
186	沙苑子	豆科	干燥成熟种子	补肾助阳，固精缩尿，养肝明目
187	枳实	芸香科	干燥幼果	破气消积，化痰散痞
188	枳壳	芸香科	干燥未成熟果实	理气宽中，行滞消胀
189	青皮	芸香科	干燥幼果或未成熟果实的果皮	疏肝破气，消积化滞
190	陈皮	芸香科	干燥成熟果皮	理气健脾，燥湿化痰
191	酸枣仁	鼠李科	干燥成熟种子	养心补肝，宁心安神，敛汗，生津
192	使君子	使君子科	干燥成熟果实	杀虫消积
193	蛇床子	伞形科	干燥成熟果实	燥湿祛风，杀虫止痒，温肾壮阳
194	菟丝子	旋花科	干燥成熟种子	补益肝肾，固精缩尿，安胎，明目，止泻；外用消风祛斑
195	牵牛子	旋花科	干燥成熟种子	泻水通便，消痰涤饮，杀虫攻积
196	夏枯草	唇形科	干燥果穗	清肝泻火，明目，散结消肿
197	王不留行	石竹科	干燥成熟种子	活血通经，下乳消肿，利尿通淋
198	肉豆蔻	肉豆蔻科	干燥种仁	温中行气，涩肠止泻
199	覆盆子	蔷薇科	干燥果实	益肾固精缩尿，养肝明目
200	马兜铃	马兜铃科	成熟果实	清肺降气，止咳平喘，清肝消痔
201	化橘红	芸香科	干燥外层果皮	理气宽中，燥湿化痰
202	鸦胆子	苦木科	干燥成熟果实	清热解毒，截疟，止痢；外用腐蚀赘疣

续表

序号	正名	科名	入药部位	功能
203	胡芦巴	豆科	干燥成熟种子	温肾助阳，祛寒止痛
204	白果	银杏科	干燥成熟种子	敛肺定喘，止带缩尿
205	柏子仁	柏科	干燥成熟种仁	养心安神，润肠通便，止汗
206	女贞子	木犀科	干燥成熟果实	滋补肝肾，明目乌发
207	蔓荆子	马鞭草科	干燥成熟果实	疏散风热，清利头目
208	牛蒡子	菊科	干燥成熟果实	疏散风热，宣肺透疹，解毒利咽
209	大腹皮	棕榈科	干燥果皮	行气宽中，行水消肿
210	草果	姜科	干燥成熟果实	燥湿温中，截疟除痰
211	草豆蔻	姜科	干燥近成熟种子	燥湿行气，温中止呕
212	益智	姜科	干燥成熟果实	暖肾固精缩尿，温脾止泻摄唾
213	蒺藜	蒺藜科	干燥成熟果实	平肝解郁，活血祛风，明目，止痒
214	胖大海	梧桐科	干燥成熟种子	清热润肺，利咽开音，润肠通便
215	薏苡仁	禾本科	干燥成熟种仁	利水渗湿，健脾止泻，除痹，排脓，解毒散结
216	青葙子	苋科	干燥成熟种子	清肝泻火，明目退翳
217	车前子	车前科	干燥成熟种子	清热利尿通淋，渗湿止泻，明目，祛痰
218	莱菔子	十字花科	干燥成熟种子	消食除胀，降气化痰
219	紫苏子	唇形科	干燥成熟果实	降气化痰，止咳平喘，润肠通便
220	川楝子	楝科	干燥成熟果实	疏肝泄热，行气止痛，杀虫

续表

序号	正名	科名	入药部位	功能
221	诃子	使君子科	干燥成熟果实	涩肠止泻，敛肺止咳，降火利咽
222	苍耳子	菊科	干燥成熟带总苞的果实	散风寒，通鼻窍，祛风湿
223	芡实	睡莲科	干燥成熟种仁	益肾固精，补脾止泻，除湿止带
224	罗汉果	葫芦科	干燥果实	清热润肺，利咽开音，滑肠通便
225	莲子	睡莲科	干燥成熟种子	补脾止泻，止带，益肾涩精，养心安神
226	木鳖子	葫芦科	干燥成熟种子	散结消肿，攻毒疗疮
227	佛手	芸香科	干燥果实	疏肝理气，和胃止痛，燥湿化痰
228	香橼	芸香科	干燥成熟果实	疏肝理气，宽中，化痰
229	伸筋草	石松科	干燥全草	祛风除湿，舒筋活络
230	麻黄	麻黄科	干燥草质茎	发汗散寒，宣肺平喘，利水消肿
231	鱼腥草	三白草科	新鲜全草或干燥地上部分	清热解毒，消痈排脓，利尿通淋
232	瞿麦	石竹科	干燥地上部分	利尿通淋，活血通经
233	萹蓄	蓼科	干燥地上部分	利尿通淋，杀虫，止痒
234	仙鹤草	蔷薇科	干燥地上部分	收敛止血，截疟，止痢，解毒，补虚
235	广金钱草	豆科	干燥地上部分	利湿退黄，利尿通淋
236	紫花地丁	堇菜科	干燥全草	清热解毒，凉血消肿
237	鸡骨草	豆科	干燥全株	利湿退黄，清热解毒，疏肝止痛

续表

序号	正名	科名	入药部位	功能
238	金钱草	报春花科	干燥全草	利湿退黄,利尿通淋,解毒消肿
239	广藿香	唇形科	干燥地上部分	芳香化浊,和中止呕,发表解暑
240	半枝莲	唇形科	干燥全草	清热解毒,化瘀利尿
241	薄荷	唇形科	干燥地上部分	疏散风热,清利头目,利咽,透疹,疏肝行气
242	荆芥	唇形科	干燥地上部分	解表散风,透疹,消疮
243	益母草	唇形科	新鲜或干燥地上部分	活血调经,利尿消肿,清热解毒
244	泽兰	唇形科	干燥地上部分	活血调经,祛瘀消痈,利水消肿
245	香薷	唇形科	干燥地上部分	发汗解表,化湿和中
246	肉苁蓉	列当科	干燥带鳞叶的肉质茎	补肾阳,益精血,润肠通便
247	锁阳	锁阳科	干燥肉质茎	补肾阳,益精血,润肠通便
248	穿心莲	爵床科	干燥地上部分	清热解毒,凉血,消肿
249	半边莲	桔梗科	干燥全草	清热解毒,利尿消肿
250	佩兰	菊科	干燥地上部分	芳香化湿,醒脾开胃,发表解暑
251	青蒿	菊科	干燥地上部分	清虚热,除骨蒸,解暑热,截疟,退黄
252	茵陈	菊科	干燥地上部分	清利湿热,利胆退黄
253	小蓟	菊科	干燥地上部分	凉血止血,散瘀解毒消痈

续表

序号	正名	科名	入药部位	功能
254	蒲公英	菊科	干燥全草	清热解毒，消肿散结，利尿通淋
255	墨旱莲	菊科	干燥地上部分	滋补肝肾，凉血止血
256	淡竹叶	禾本科	干燥茎叶	清热泻火，除烦止渴，利尿通淋
257	马齿苋	马齿苋科	干燥地上部分	清热解毒，凉血止血，止痢
258	垂盆草	景天科	干燥全草	利湿退黄，清热解毒
259	石斛	兰科	新鲜或干燥茎	益胃生津，滋阴清热
260	铁皮石斛	兰科	干燥茎	益胃生津，滋阴清热
261	石决明	鲍科	贝壳	平肝潜阳，清肝明目
262	牡蛎	牡蛎科	贝壳	重镇安神，潜阳补阴，软坚散结
263	珍珠	珍珠贝科	珍珠	安神定惊，明目消翳，解毒生肌，润肤祛斑
264	珍珠母	蚌科	贝壳	平肝潜阳，安神定惊，明目退翳
265	地龙	钜蚓科	干燥体	清热定惊，通络，平喘，利尿
266	水蛭	水蛭科	干燥全体	破血痛经，逐淤消癥
267	蜈蚣	蜈蚣科	干燥体	息风镇痉，通络止痛，攻毒散结
268	全蝎	钳蝎科	干燥体	息风镇痉，通络止痛，攻毒散结
269	土鳖虫	鳖蠊科	雌虫干燥体	破血逐瘀，续筋接骨
270	桑螵蛸	螳螂科	干燥卵鞘	固精缩尿，补肾助阳
271	海螵蛸	乌贼科	干燥内壳	收敛止血，涩精止带，制酸止痛，收湿敛疮

续表

序号	正名	科名	入药部位	功能
272	蝉蜕	蝉科	若虫羽化时脱落的皮壳	疏散风热，利咽，透疹，明目退翳，解痉
273	九香虫	蝽科	干燥体	理气止痛，温中助阳
274	僵蚕	蚕蛾科	4～5龄幼虫感染（或人工接种）白僵菌而致死的干燥体	息风止痉，祛风止痛，化痰散结
275	龟甲	龟科	背甲及腹甲	滋阴潜阳，益肾强骨，养血补心，固经止崩
276	鳖甲	鳖科	背甲	滋阴潜阳，退热除蒸，软坚散结
277	蛤蚧	壁虎科	干燥体	补肺益肾，纳气定喘，助阳益精
278	金钱白花蛇	眼镜蛇科	幼蛇干燥体	祛风，通络，止痉
279	蕲蛇	蝰科	干燥体	祛风，通络，止痉
280	乌梢蛇	游蛇科	干燥体	祛风，通络，止痉
281	鸡内金	雉科	干燥沙囊内壁	健胃消食，涩精止遗，通淋化石
282	阿胶	马科	干燥皮或鲜皮经煎煮、浓缩制成的固体胶	补血滋阴，润燥，止血
283	麝香	鹿科	成熟雄体香囊中的干燥分泌物	开窍醒神，活血通经，消肿止痛
284	鹿茸	鹿科	雄鹿未骨化密生茸毛的幼角	壮肾阳，益精血，强筋骨，调冲任，托疮毒
285	羚羊角	牛科	角	平肝息风，清肝明目，散血解毒
286	水牛角	牛科	角	清热凉血，解毒，定惊

续表

序号	正名	科名	入药部位	功能
287	朱砂	硫化物类矿物	辰砂族辰砂	清心镇惊，安神，明目，解毒
288	自然铜	硫化物类矿物	黄铁矿族黄铁矿	散瘀止痛，续筋接骨
289	磁石	氧化物类矿物	尖晶石族磁铁矿	镇惊安神，平肝潜阳，聪耳明目，纳气平喘
290	赭石	氧化物类矿物	刚玉族赤铁矿	平肝潜阳，重镇降逆，凉血止血
291	石膏	硫酸盐类矿物	硬石膏族石膏	清热泻火，除烦止渴
292	雄黄	硫化物类矿物	雄黄族雄黄	解毒杀虫，燥湿祛痰，截疟
293	芒硝	硫酸盐类矿物	芒硝族芒硝加工精制而成的结晶体	泻下通便，润燥软坚，清火消肿
294	玄明粉	硫酸盐类矿物	芒硝的风化干燥制品	泻下通便，润燥软坚，清火消肿
295	滑石	硅酸盐类矿物	滑石族滑石	利尿通淋，清热解暑；外用祛湿敛疮
296	白矾	硫酸盐类矿物	明矾石族明矾石经加工提炼制品	外用解毒杀虫，燥湿止痒；内服止血止泻，祛除风痰
297	硫黄	自然元素类矿物	硫族自然硫	外用解毒杀虫疗疮；内服补火助阳通便
298	冬虫夏草	麦角菌科、蝙蝠蛾科	子座和幼虫尸体的干燥复合体	补肾益肺，止血化痰
299	茯苓	多孔菌科	干燥菌核	利水渗湿，健脾，宁心
300	猪苓	多孔菌科	干燥菌核	利水渗湿
301	灵芝	多孔菌科	干燥子实体	补气安神，止咳平喘

续表

序号	正名	科名	入药部位	功能
302	海藻	马尾藻科	干燥藻体	消痰软坚散结，利水消肿
303	昆布	海带科、翅藻科	干燥叶状体	消痰软坚散结，利水消肿
304	乳香	橄榄科	树皮渗出的树脂	活血定痛，消肿生肌
305	没药	橄榄科	干燥树脂	散瘀定痛，消肿生肌
306	血竭	棕榈科	果实渗出的树脂的加工品	活血定痛，化瘀止血，生肌敛疮
307	青黛	爵床科、蓼科、十字花科	叶或茎叶经加工制得的干燥粉末、团块或颗粒	清热解毒，凉血消斑，泻火定惊
308	儿茶	豆科	去皮枝、干的干燥煎膏	活血止痛，止血生肌，收湿敛疮，清肺化痰
309	苏合香	金缕梅科	树干渗出的香树脂的加工精制品	开窍，辟秽，止痛
310	海金沙	海金沙科	干燥成熟孢子	清利湿热，通淋止痛
311	冰片（合成龙脑）		松节油、樟脑等经化学方法合成的结晶	开窍醒神，清热止痛
312	芦荟	百合科	叶的汁液浓缩干燥物	泻下通便，清肝泻火，杀虫疗疳
313	天竺黄	禾本科	秆内分泌液干燥后的块状物	清热豁痰，凉心定惊

材料准备

1. 1-细辛～50-白头翁等 50 种饮片图片见数字资源 1-1。

2. 51-赤芍～100-威灵仙等 50 种饮片图片见数字资源 1-2。

3. 101-粉萆薢～150-野菊花等 50 种饮片图片见数字资源 1-3。

4. 151-槐花～200-马兜铃等 50 种饮片图片见数字资源 1-4。

扫一扫

5. 201-化橘红～250-佩兰等 50 种饮片图片见数字资源 1-5。

6. 251-青蒿～313-天竺黄等 63 种饮片图片见数字资源 1-6。

操作方法

1. 看形状　根茎类、皮类等饮片（药材）直接描述形状，皱缩的全草、叶、花类药材先浸湿软化后，展平看形状。

2. 量大小　测量饮片的长短、粗细和厚薄等。

3. 辨色泽　辨别饮片颜色及光泽度。

4. 观察表面特征　观察药材表面是光滑还是粗糙，有无皱纹、皮孔、环节、毛茸、鳞叶等。

5. 折质地　手折感受药材特征，一般有坚韧、疏松、粉性、油润、柴性、角质等。

6. 观察断面　分为折断面和横切面两种。

7. 闻气味　鼻闻药材气味识别药材。

8. 尝味道　口尝药材味道。

9. 水试　利用不同药材在水中的特殊变化进行鉴别。

10. 火试　利用火烧或煅法进行药材鉴别。

课程思政融入

1. 通过讲解中药鉴定发展，弘扬传统文化的博大精深，增强中华民族的文化自信。

2. 通过中药鉴别的学习，强调为人诚信，增强学生的社会责任感。

3. 通过在鉴定实验课中的实践，培养学生实事求是、科学严谨的职业精神。

评价标准

1. 中药饮片正名正字（按药典名称，如系炮制品，应写炮制品名称，如炙甘草、炙黄芪、焦栀子、熟地黄、制何首乌等）。

2. 中药饮片功能以《中华人民共和国药典》（2020 年版）为准。

项目二
中药真伪鉴别

技能目标

1. 掌握一定数量常用中药的真伪鉴别。
2. 熟悉常见中药正品的来源。

扫一扫　扫描二维码可观看本项目的中药彩图。

扫一扫

学习资料

绵马贯众

为鳞毛蕨科植物粗茎鳞毛蕨 *Dryopteris crassirhizoma* Nakai 的干燥根茎和叶柄残基。

项目	绵马贯众	伪品		
		苏铁蕨贯众	华南紫萁	狗脊贯众
性状要点	根茎及叶柄均有黄白色维管束5～13个，环列	中柱维管束呈向内的V形或U形，排列成多角星状花纹	叶柄基的横断面无大的棕黑点	叶柄基部横断面半圆形，分体中柱5～8个
	气特异，味初淡微涩，后渐苦辛	气微，味涩	气微弱而特异，味苦涩	气微弱，味微苦、涩

材料准备　数字资源 2-1 绵马贯众。

西洋参

本品为五加科植物西洋参 *Panax quinquefolium* L. 的干燥根。

项目	西洋参	伪品
		人参加工的伪制品
性状要点	表面横向环纹和线形皮孔状突起	皮粗糙，纵皱纹粗大而明显
	体重，质坚实，形成层环纹棕黄色，木部略呈放射状纹理	质较松泡，放射状纹理不明显。皮部与木部中心多具裂隙
饮片	俗称“花片”平坦，略呈角质样，苦甜味稍浓	俗称“白片”有裂隙，味淡，后稍苦

材料准备　数字资源 2-2 西洋参。

红　参

为五加科植物人参 *Panax ginseng* C. A. Mey. 的栽培品经蒸制后的干燥根和根茎。

项目	红参	伪品	
		西洋参加工品	华山参
性状要点	表面半透明，红棕色；参体皱缩，不饱满	参体饱满，细看有环纹，横长皮孔多	表面不透明，棕褐色

材料准备　数字资源 2-3 红参。

三　七

为五加科植物三七 *Panax notoginseng*（Burk.）F. H. Chen 的干燥根和根茎。

项目	三七	伪品		
		藤三七	木薯	菊三七
性状要点	主根呈类圆锥形或圆柱形	主根纺锤形或圆柱形	本品圆锥形	呈拳形团块状

续表

项目	三七	伪品		
		藤三七	木薯	菊三七
性状要点	顶端有茎痕，周围有瘤状突起	周围有凸起，体轻，质松	周围有伪造的凸起	具瘤状凸起，顶端有茎基或芽痕
	体重，质坚实，断面灰绿色、黄绿色或灰白色，木部微成放射状排列	断面类白色，颗粒状或呈黄棕色角质	断面无环纹	质坚，不易折断，断面灰色
	气微，味苦回甜	气微，嚼之有黏滑感	味苦，嚼之粘牙	气微

材料准备 数字资源 2-4 三七。

大　黄

为蓼科植物掌叶大黄 *Rheum palmatum* L.、唐古特大黄 *Rheum tanguticum* Maxim. ex Balf. 或药用大黄 *Rheum officinale* Baill. 的干燥根和根茎。

项目	大黄	伪品		
		土大黄（酸模属）	华北大黄	河套大黄
性状要点	表面有横皱纹及纵沟	直径较小，多在5cm以下，皮孔横长，顶端具鳞片状物及毛状纤维	有皱纹	有皱纹
	黄棕色至红棕色	灰棕色	黄棕色	黄褐色
	质坚体重	体轻	体轻	体轻
	断面显颗粒性，有星点（根茎）	无星点	无星点	无星点
	气清香，味微苦，嚼之粘牙，有沙粒感	气微，味微苦	气浊，味涩而苦	气浊，味涩而微苦

续表

项目	大黄	伪品		
		土大黄(酸模属)	华北大黄	河套大黄
紫外(365nm)	显红棕色荧光	显蓝紫色荧光	显蓝紫色荧光	显蓝紫色荧光

材料准备 数字资源 2-5 大黄。

防　己

为防己科植物粉防己 *Stephania tetrandra* S. Moore 的干燥根。

项目	防己	伪品		
		隔山消	小果微花藤	瘤枝微花藤
性状要点	粉性足	粉性小	粉性小	粉性差
	断面有排列较稀疏的浅棕色放射状纹理	断面有辐射状花纹及鲜黄色孔点	皮部外侧有黄棕色斑点,其内侧偶见,木部可见明显的放射状纹理	皮部狭,密布黄棕色斑点,木部可见明显的放射状纹理
	味苦	味先苦后甜	味淡	味淡,不苦

材料准备 数字资源 2-6 防己。

当　归

为伞形科植物当归 *Angelica sinensis*（Oliv.）Diels 的干燥根。

项目	当归	伪品	
		东当归	欧当归
性状要点	主根粗短,呈不整齐的圆柱形	主根粗短,略呈圆柱形	主根较当归粗且长,类圆形
	根头具环纹,具数个明显突出的根茎痕	顶端有叶柄及茎基痕,中央凹陷	顶端有 2 个以上芦头
	香气浓厚特异	半干时稍具有当归气味,干后气味淡薄	麻舌

材料准备 数字资源 2-7 当归。

川 芎

为伞形科植物川芎 *Ligusticum chuanxiong* Hort. 的干燥根茎。

项目	川芎	伪品		
		抚芎	藁本	东川芎
性状要点	表面有多数平行隆起的轮节 顶端有凹陷的类圆形茎痕	顶端有乳头状突起的茎痕，在根茎上略排成一排	表面有少数须根残留 有明显的茎痕和疣状突起的根痕	表面有皱缩的结节状轮环
	稍有麻舌感，微回甜	味辛辣，微苦麻舌	清香气较淡	有特异的芳香

材料准备 数字资源 2-8 川芎。

柴 胡

为伞形科植物柴胡 *Bupleurum chinense* DC. 或狭叶柴胡 *Bupleurum scorzonerifolium* Willd. 的干燥根。按性状不同，分别习称“北柴胡”和“南柴胡”。

项目	北柴胡	南柴胡	伪品			
			大叶柴胡	锥叶柴胡	窄竹叶柴胡	竹叶柴胡
性状要点	根头膨大，顶端残留茎基或短纤维状叶基，下部分枝	下部多不分枝或稍分枝。靠近根头处多具细密环纹	根表面密生环节，多中空	多分枝，残留众多粗细不一的茎基		茎基部有密集的节
	质硬而韧，不易折断，断面显纤维性	质稍软，易折断，断面略平坦，无纤维性	质轻略硬	质松脆，易折断，断面平坦	质脆易折断，断面成纤维性，皮部色深	质坚韧，不易折断，断面显片状纤维性

续表

项目	北柴胡	南柴胡	伪品			
			大叶柴胡	锥叶柴胡	窄竹叶柴胡	竹叶柴胡
性状要点	气微香	具败油气	具有芹菜样香气，有麻舌感。有毒	具油败气	微具辛辣	味淡

材料准备 数字资源 2-9 柴胡。

黄　芩

为唇形科植物黄芩 *Scutellaria baicalensis* Georgi 的干燥根。

项目	黄芩	伪品		
		甘肃黄芩	粘毛黄芩	滇黄芩
性状要点	有扭曲的纵皱纹或不规则的网纹，下部有顺纹和细皱纹	顺直，少弯曲，主根明显，多有分支，纵纹细腻	根多细长	多扭曲，褶皱密集，具粗糙的栓皮
	断面黄色，老根中心呈枯朽状或中空	老根无枯朽或中空，断面多不规则裂隙或呈层片状，有的中心具白色髓	断面黄色，老根枯朽	老根不枯朽，断面绿色或污绿色，显纤维性

材料准备 数字资源 2-10 黄芩。

防　风

为伞形科植物防风 *Saposhnikovia divaricata*（Turcz.）Schischk. 的干燥根。

项目	防风	伪品	
		云防风	川防风
性状要点	有明显的蚯蚓头及纤维状毛须	蚯蚓头及纤维状毛须均不明显	蚯蚓头较短，无纤维状毛须
	体轻，质松，易折断，断面不平坦，具有“风眼圈”	质软，易折断，断面平坦，皮层占 2/3，有油点	质坚硬，不易折断，断面纤维性

材料准备 数字资源 2-11 防风。

何首乌

为蓼科植物何首乌 *Polygonum multiflorum* Thunb. 的干燥块根。

项目	何首乌	伪品		
		黄药子	黄独	白首乌
性状要点	表面红棕色或红褐色	外表棕黑色，密生须根痕，可见细而硬的须根残基	表面黄白色至黄棕色，边缘外皮棕黑色，可见众多残存须根或须根痕	表面土黄色
	体重，质坚实，断面浅黄棕色或浅红棕色，显粉性，皮部有 4～11 个"云锦纹"，中央木部较大	断面黄白或棕黄，密布麻点	质韧，断面不平坦，呈颗粒状	断面白色，粉性
	气微，味苦涩	气微，味苦	气微，味苦	味先甜后苦

材料准备 数字资源 2-12 何首乌。

天花粉

为葫芦科植物栝楼 *Trichosanthes kirilowii* Maxim. 或双边栝楼 *Trichosanthes rosthornii* Harms 的干燥根。

项目	天花粉	伪品		
		苦花粉（湖北栝楼）	长萼瓜蒌根	飞来鹤（牛皮消）
性状要点	横切面可见黄色木质部小孔略呈放射状排列	多数棕黄色小孔放射状排列；纤维性强	可见稀疏的棕黄色小孔，中心有异形维管束	有黄色放射状纹理
	味微苦	味极苦	有土腥气，味微苦涩	味微甘后苦

材料准备 数字资源 2-13 天花粉。

商　陆

为商陆科植物商陆 *Phytolacca acinosa* Roxb. 或垂序商陆 *Phytolacca americana* L. 的干燥根。

项目	商陆	伪品	
		狼毒	山银柴胡(长蕊石头花)
性状要点	质硬	体轻,质脆	体轻
	横切面木部隆起,形成数个突起的同心性环轮	有黄色不规则大理石样纹理或环纹	有3～4圈黄白色相间排列的环状花纹
	味稍甜,久嚼麻舌	味微辛。注意本品有毒,多外用	味苦、辛辣,有刺激感

材料准备　数字资源2-14商陆。

白头翁

本品为毛茛科植物白头翁 *Pulsatilla chinensis*（Bge.）Regel 的干燥根。

项目	白头翁	伪品	
		委陵菜	翻白草
性状要点	根头部有白色绒毛,近根头处皮部常呈糟朽状,可见网状裂纹。表面具不规则纵皱纹或纵沟	表面具有不规则的裂纹,粗皮易片状脱落	表面具不规则扭曲沟纹
	质硬脆,易折断,断面稍平坦。皮部黄白色或淡黄棕色,木部淡黄色	质硬,易折断。断面具放射状花纹	质硬而脆,折断面不平坦。木部宽广,黄白色

材料准备　数字资源2-15白头翁。

川贝母

为百合科植物川贝母 *Fritillaria cirrhosa* D. Don、暗紫贝母 *Fritillaria unibracteata* Hsiao et K. C. Hsia、甘肃贝母 *Fritillaria przewalskii* Maxim.、梭砂贝母 *Fritillaria delavayi* Franch.、太白贝母 *Fritillaria taipaiensis* P. Y. Li 或瓦布贝母 *Fritillaria unibracteata* Hsiao et K. C. Hsia *var. wabuensis*（S. Y. Tang et S. C. Yue）Z. D. Liu，S. Wang et S. C. Chen 的干燥鳞茎。

项目	川贝母(松贝)	伪品
		小平贝
性状要点	小瓣与大瓣几乎等高	小瓣只有大瓣一半左右高度
	大瓣小瓣合抱紧密	大瓣小瓣合抱不紧，边缘通常有黑泥，顶端有芽痕，有的可能被磨掉

材料准备 数字资源 2-16 川贝母（松贝）真伪图片。

项目	川贝母(青贝)	伪品
		新疆贝母
性状要点	上尖下圆，近圆锥体	扁球形，体型较圆
	顶端开裂呈开花状	顶端开裂呈圆孔状
	味微苦	味苦

材料准备 数字资源 2-17 川贝母（青贝）。

浙贝母

为百合科植物浙贝母 *Fritillaria thunbergii* Miq. 的干燥鳞茎。

项目	浙贝母	伪品
		湖北贝母
性状要点	外层鳞叶基部皱褶不明显	外层鳞叶基部皱褶明显
	鳞叶相互抱合易分离	鳞叶紧抱不易分离
	外层单瓣鳞叶肥厚	外层单瓣鳞叶较薄，边缘尤甚
	味微苦	味苦

材料准备 数字资源 2-18 浙贝母真伪图片。

半　夏

为天南星科植物半夏 *Pinellia ternata*（Thunb.）Breit. 的干燥块茎。

项目	半夏	伪品	
		水半夏	天南星
性状要点	表面较光滑，顶端有凹陷的茎痕，周围有麻点状根痕。下面钝圆，较光滑	表面略具皱纹，有多数隐约可见的小须根痕，上端类圆形，下端略尖	多数块茎周边有小扁球状侧芽
	气微，味辛辣、麻舌而刺喉	有毒	麻舌但无刺喉感

材料准备 数字资源 2-19 半夏。

延胡索

为罂粟科植物延胡索 *Corydalis yanhusuo* W. T. Wang 的干燥块茎。

项目	延胡索	伪品
		山药豆
性状要点	呈不规则的扁球形，表面有不规则网状皱纹	椭圆形。表面有纵皱纹
	质硬而脆，断面黄色，角质样，有蜡样光泽	质脆 ，易折断，切面类白色，富粉性。无蜡样光泽
	味苦	味淡 、微酸，嚼之发黏

材料准备

数字资源 2-20 延胡索。

天　冬

为百合科植物天冬 *Asparagus cochinchinensis*（Lour.） Merr. 的干燥块根。

项目	天冬	伪品
		羊齿天冬
性状要点	长纺锤形，略弯曲，直径 0.5～2cm	类圆柱形，微弯曲，较瘦小，直径 0.2～0.6cm
	表面光滑或具深浅不等的纵皱纹，半透明	外表皮平滑
	质硬或柔润，有黏性	质坚脆
	断面角质样，中柱黄白色	木心较细，有的呈空壳状
	味甜、微苦	味苦，微麻舌

材料准备　数字资源 2-21 天冬。

山　　药

为薯蓣科植物薯蓣 *Dioscorea opposita* Thunb. 的干燥根茎。

项目	山药	伪品		
		参薯	山薯	木薯
性状要点	切面白色粉性，颗粒状	切面黄白色	散有浅棕色点状物	中央多具浅黄色木心及放射状黄色小点，有的有裂隙
	质坚脆，粉性	质硬，残留黄褐色栓皮，须根痕较大	体重，质坚不易折断	质坚硬，木质性强
	味淡、微酸，嚼之发黏	味淡	味微酸涩	气特异，味甘、淡

材料准备　数字资源 2-22 山药。

香　　附

为莎草科植物莎草 *Cyperus rotundus* L. 的干燥根茎。

项目	香附	伪品	
		扁秆藨草	竹节香附(两头尖)
性状要点	纺锤形，长 2～3.5cm	不规则纺锤形，较短	长纺锤形，两端尖细
	有 6～10 个略隆起的环节	有 3～6 个环节，环节上有须根	有 1～3 个支根痕呈鱼鳍状突起
	断面内皮层环明显，中柱色较深，点状维管束散在	断面白色，有黄色小点散在	断面白色，略角质样
	气香，味微苦	气微香，味微苦	味微苦而麻辣

材料准备　数字资源 2-23 香附。

白　及

为兰科植物白及 *Bletilla striata* （Thunb.） Reichb. f. 的干燥块茎。

项目	白及	伪品		
		扁白及	水白及	生黄精
性状要点（中药材）	不规则扁圆形，多有 2～3 个爪状分枝	扁平，多呈三角形，不明显分叉	约呈长三角形	结节状，无爪状分枝
	有数圈同心环节	环纹不明显	不同时具无爪状分枝和同心环节	表面具环节，结节上侧茎痕呈圆盘状
	质坚硬，不易折断	质稍硬	质地较松泡	质稍硬而韧
性状要点（饮片）	不规则的薄片	类三角形薄片	不规则薄片	不规则厚片
	质脆，断面角质样	断面粉性	断面角质状不明显，纤维性，可见外露的纤维	质稍硬而韧，断面略呈角质样
	味苦，嚼之有黏性	味不苦，嚼之无黏性	味酸，微苦，嚼之无黏性	味甜，嚼之有黏性

材料准备　数字资源 2-24 白及。

鸡血藤

为豆科植物密花豆 *Spatholobus suberectus* Dunn 的干燥藤茎。

项目	鸡血藤	伪品			
		常春油麻藤	丰城鸡血藤	白花油麻藤	异型南五味子
性状要点	呈 3～8 个偏心环，髓部偏向一侧	导管呈孔洞状，多放射性整齐排列，具同心性环纹	皮部密布红棕色物，木部淡黄色，导管孔放射状排列呈轮状，髓小居中	木质部淡红色，密布针眼状导管孔，有 2～3 圈同心性环纹，中央有偏心性的小髓，质坚实，难折断	皮部窄，红褐色，木部浅棕色，导管孔排列较密

续表

项目	鸡血藤	伪品			
		常春油麻藤	丰城鸡血藤	白花油麻藤	异型南五味子
性状要点	质坚硬，气微，味涩			气微，味涩	具特异香气
水试	样品投入热水中，有似鸡血样的一条红线散开				

材料准备　数字资源 2-25 鸡血藤。

沉　香

为瑞香科植物白木香 *Aquilaria sinensis*（Lour.）Gilg 含有树脂的木材。

项目	沉香	伪品		
		甲沉香（樟树水浸腐朽残木）	苦槛蓝	用他种木材加工伪制品
性状要点	可见黑褐色树脂与黄白色木部相间的斑纹，孔洞及凹窝表面多呈朽木状	质轻，较易折断，断面常枯朽状，未枯朽者断面呈淡棕黄色	外表褐色至深褐色，可见深浅相间的纹理或凹槽	表面黄白色，可见伪造的网状纹理及细小的孔洞，无树脂状物
	气芳香，味苦	微香，有腐木气	略具香气	气弱，味淡
火试	燃之冒浓黑烟，有油渗出，散发出浓烈的香气，灰烬呈白色		燃烧时香气弱	
紫外（365nm）	颗粒部分显海天蓝色荧光，部分显灰绿色荧光			

材料准备　数字资源 2-26 沉香。

皂角刺

为豆科植物皂荚 *Gleditsia sinensis* Lam. 的干燥棘刺。

项目	皂角刺	伪品	
		日本皂角刺	野皂角刺
性状要点	为主刺和 1～2 次分枝的棘刺	有主刺和分枝棘刺，分枝刺大部分在主刺的下部	为带枝条的棘刺，主刺较小，常有一对短分枝或一个单分枝
	木部黄白色	木部浅黄棕色	木部黄白色
	味淡	味涩	味淡

材料准备　数字资源 2-27 皂角刺。

槲寄生

为桑寄生科植物槲寄生 *Viscum coloratum*（Komar.）Nakai 的干燥带叶茎枝。

项目	槲寄生	伪品
		扁枝槲寄生
性状要点	茎枝呈圆柱形	小枝扁平，上下两节交相扭转
	髓部常偏向一边	髓部常呈狭缝状
	味微苦，嚼之有黏性	味苦，微涩

材料准备　数字资源 2-28 槲寄生。

通　草

为五加科植物通脱木 *Tetrapanax papyrifer*（Hook.）KKoch 的干燥茎髓。

项目	通草	伪品		
		小通草	西南绣球	实心大通草（盘叶掌叶树）
性状要点	表面有浅纵沟纹	表面无纹理	常扭曲	表面粗糙

续表

项目	通草	伪品		
		小通草	西南绣球	实心大通草（盘叶掌叶树）
性状要点	易折断，断面平坦	捏之能变形，有弹性，易折断	捏之易变形，有弹性	质地坚硬
	中部有空心或半透明的薄膜	无空心	无空心	断面实心

材料准备　数字资源 2-29 通草。

白鲜皮

为芸香科植物白鲜 *Dictamnus dasycarpus* Turcz. 的干燥根皮。

项目	白鲜皮	伪品	
		狭叶白鲜皮	鹅绒藤
性状要点	卷筒状 外表灰白色或淡灰黄色	呈圆柱形 外表浅黄棕色或黄棕色	卷筒状 外表呈浅黄棕色，常有纵向和横向裂纹
	折断时有粉尘飞扬 断面略呈层片状，剥去外层，迎光可见闪烁的小亮点	折断时略带粉性 层片状结构不明显	易断 断面可见三层，内外层白色，较薄，中间层橙黄色，较厚
	有羊膻气，味微苦	气微香，味微苦	气微，味淡，嚼之有渣

材料准备　数字资源 2-30 白鲜皮。

地骨皮

为茄科植物枸杞 *Lycium chinense* Mill. 或宁夏枸杞 *Lycium barbarum* L. 的干燥根皮。

项目	地骨皮	伪品		
		荃皮	大青根	茎皮掺伪
性状要点	外表粗糙，有不规则纵裂纹，易成鳞片状剥落	外表灰黄色或淡黄褐色，有不规则纵裂纹，裂纹处有黄色粉状物	外表黄棕色或黄橙色，有纵细条纹	非药用部位掺伪，呈板片状或条片状。一般较根皮宽大

续表

项目	地骨皮	伪品		
		茎皮	大青根	茎皮掺伪
性状要点	具"糟皮白里"特征	无"糟皮白里"特征	无"糟皮白里"特征	
	气微,味微甘而后苦	气微香,味微苦而涩	气弱,味微苦	

材料准备 数字资源 2-31 地骨皮。

五加皮

为五加科植物细柱五加 *Acanthopanax gracilistylus* W. W. Smith 的干燥根皮。

项目	五加皮	伪品
		无梗五加
性状要点	外表灰褐色或灰黄色,有细纵皱纹	表面灰褐色至灰黑色,茎皮充伪者可见椭圆形皮孔
	断面不整齐,灰白色	断面略平坦,无纤维性
	味微辣而苦	味淡

材料准备 数字资源 2-32 五加皮。

秦　皮

为木犀科植物苦枥白蜡树 *Fraxinus rhynchophylla* Hance、白蜡树 *Fraxinus chinensis* Roxb.、尖叶白蜡树 *Fraxinus szaboana* Lingelsh. 或宿柱白蜡树 *Fraxinus stylosa* Lingelsh. 的干燥枝皮或干皮。

项目	秦皮	伪品	
		核桃楸皮	合欢皮
性状要点	枝皮:厚 1.5~3mm,外表面灰白色圆点状皮孔及细斜皱纹 干皮:厚 3~6mm,外表面具龟裂状沟纹及红棕色圆形或横长的皮孔	厚 1~2mm,表面有少数浅棕色圆形突起的皮孔,与三角形叶痕	厚 1~3mm,外表面密生明显的椭圆形横向皮孔,有地衣斑;断面呈纤维性片状

续表

项目	秦皮	伪品	
		核桃楸皮	合欢皮
性状要点	味苦	味微苦、涩	味淡、微涩，稍刺舌，而后喉头有不适感
水试	加热水浸泡，浸出液在日光下可见碧蓝色荧光	水浸液浅黄棕色，不显荧光	

材料准备 数字资源2-33秦皮。

厚 朴

为木兰科植物厚朴 *Magnolia officinalis* Rehd. et Wils. 或凹叶厚朴 *Magnolia officinalis* Rehd. et Wils. var. *biloba* Rehd. et Wils. 的干燥干皮、根皮及枝皮。

项目	厚朴	伪品		
		武当玉兰	玉兰	核桃树皮
性状要点	皮孔椭圆形	皮孔长椭圆形，棕褐色	皮孔椭圆形，较小	有纵向椭圆形皮孔
	内表面紫棕色或深紫褐色，划之显油痕	淡棕黄色，平滑，具纵细纹理	淡黄色至棕色，平滑，具细纵纹理	紫褐色，平滑，具细密纵条纹
	断面外层颗粒状，内层裂片状，可见“亮银星”富油性	淡棕黄色，纤维性强	黄白色，外侧颗粒性，内侧纤维性	断面外侧纤维性强，内侧层片状
	气香，味辛辣、微苦	气香，味苦，具姜辣味	气微，味苦而辛	气微，味辣，微苦

材料准备 数字资源2-34厚朴。

肉 桂

为樟科植物肉桂 *Cinnamomum cassia* Presl 的干燥树皮。

项目	肉桂	伪品		
		阴香	柴桂	官桂(银叶樟)
性状要点	质硬而脆,易折断	质硬而脆,易折断	质坚硬,不易折断	质硬而脆,易折断
	断面有1条黄棕色的线纹	线纹(石细胞)不明显	断面有多数黄白色斑点,分层不明显,外层较厚	断面不平坦,微显颗粒性
	气香浓烈,味甜、辣	香气弱,味辛、微甜	具樟气,味辛、微甜	气微香,味辛凉,嚼之起涎

材料准备 数字资源2-35肉桂。

大青叶

为十字花科植物菘蓝 *Isatis indigotica* Fort. 的干燥叶。

项目	大青叶	伪品
		马蓝叶
性状要点	长椭圆形至长圆状倒披针形,长5~20cm;上表面暗灰绿色,有的可见色较深稍突起的小点	椭圆形或倒卵状长圆形,长5~10cm,叶缘有细小的浅钝锯齿
	先端钝,全缘或微波状,基部狭窄下延至叶柄呈翼状	先端渐尖,基部渐窄;叶脉于背面稍明显。小枝四棱形,棕黑色
	味微酸、苦、涩	味淡

材料准备 数字资源2-36大青叶。

淫羊藿

为小檗科植物淫羊藿 *Epimedium brevicornu* Maxim.、箭叶淫羊藿 *Epimedium sagittatum* (Sieb. et Zucc.) Maxim.、柔毛淫羊藿 *Epimedium pubescens* Maxim. 或朝鲜淫羊藿 *Epimedium koreanum* Nakai 的干燥叶。

项目	正品			
	淫羊藿	箭叶淫羊藿	柔毛淫羊藿	朝鲜淫羊藿
性状要点	小叶片卵圆形,边缘具黄色刺毛状细锯齿	小叶片长卵形至卵状披针形;两侧小叶基部明显偏斜,外侧多呈箭形	叶下表面及叶柄密被绒毛状柔毛	小叶较大,先端长尖

续表

项目	正品			
	淫羊藿	箭叶淫羊藿	柔毛淫羊藿	朝鲜淫羊藿
性状要点	上表面黄绿色，下表面灰绿色，主脉7～9条，细脉两面突起，网脉明显	下表面疏被粗短伏毛或近无毛		
	叶片近革质	叶片革质		叶片较薄

项目	伪品			
	宽萼淫羊藿	尖叶淫羊藿	宝兴淫羊藿	湖南淫羊藿
性状要点	与箭叶淫羊藿相似	与箭叶淫羊藿相似		
	叶背面灰白色，被稀疏短毛，边缘具多数刺齿	叶基部呈宽凹状，叶缘锯齿较稀疏，齿距大而硬，叶背面有众多粗短状伏毛	叶背灰白色，叶基与叶柄连接处簇生长柔毛	叶片较大，有的可达20cm，宽可至10cm，叶背呈灰白色，毛绒较少
	叶略革质	叶片革质	叶片革质	纸质

材料准备　数字资源2-37淫羊藿。

玫瑰花

为蔷薇科植物玫瑰 *Rosa rugosa* Thunb. 的干燥花蕾。

项目	玫瑰花	伪品
		月季花
性状要点	直径0.7～1.5cm（略小）	直径1.5～2.5cm（略大）
	花托半球形	花托长圆形或倒圆锥形
	萼片5，披针形，黄绿色或棕绿色	萼片5，先端尾尖，暗绿色，雄蕊与花瓣近等长；雌蕊花柱伸出花托口，低于雄蕊

材料准备　数字资源 2-38 玫瑰花。

金银花

为忍冬科植物忍冬 *Lonicera japonica* Thunb. 的干燥花蕾或带初开的花。

项目	金银花	伪品	
		山银花(灰毡毛忍冬)	细毡毛忍冬
性状要点	表面黄白色或绿白色	黄色或黄绿色	淡黄色、棕黄色或淡绿褐色
	较短,2～3cm	较长,3～4.5cm	较长,3～6cm
	花冠密被短柔毛	花冠疏生毡毛	花冠无毛或毛较少
	手感有弹性、较软	手感弹性小、较硬	质硬而脆

材料准备　数字资源 2-39 金银花。

西红花

为鸢尾科植物番红花 *Crocus sativus* L. 的干燥柱头。

项目	西红花	伪品	
		红花	人工伪制
性状要点	本品呈线性。暗红色,上部较宽而略偏平,顶端边缘显不整齐的齿状。体轻,质脆易断	本品为管状花,花药聚合成筒状,黄白色,质柔软	纸浆,落日黄等染色剂伪造
	气特异,微有刺激性,味微苦	气微香,味微苦	无特异香味
水试	水颜色和放花量有关,从黄色至红色。冷水中易看到一条黄线下垂	水显黄色,无黄色下垂线	水染成黄色,金线下沉不明显,纸浆手捏易碎

材料准备　数字资源 2-40 西红花。

密蒙花

为马钱科植物密蒙花 *Buddleja officinalis* Maxim. 的干燥花蕾和花序。

项目	密蒙花	伪品
		结香
性状要点	不规则圆锥状花序。灰黄色或棕黄色，密被茸毛	半球形头状花序。表面密被淡黄绿色有光泽的绢丝状毛茸，总苞片 6～8 枚
	雄蕊 4，着生在花冠管中部	内有雄蕊 8 枚，排成 2 轮
	质柔软	质脆，易碎
	气微香，味微苦、辛	气微，味淡

材料准备　数字资源 2-41 密蒙花。

旋覆花

为菊科植物旋覆花 *Inula japonica* Thunb. 或欧亚旋覆花 *Inula britannica* L. 的干燥头状花序。

项目	旋覆花	伪品	
		线叶旋覆花	湖北旋覆花
性状要点	总苞外层与内层近等长，苞片及花梗表面被白色茸毛	总苞外层苞片短于内层苞片，苞片外面具金黄色腺点和短柔毛	苞片外面具长柔毛
	冠毛与管状花近等长	冠毛与管状花近等长	冠毛长不及管状花

材料准备　数字资源 2-42 旋覆花。

蒲　黄

为香蒲科植物水烛香蒲 *Typha angustifolia* L. 、东方香蒲 *Typha orientalis* Presl 或同属植物的干燥花粉。

项目	蒲黄	伪品	
		松花粉	含面粉蒲黄
性状要点	鲜黄色粉末	淡黄色的细粉	淡黄色粉末
	手捻有滑腻感，易附着手指上	手捻有滑润感	
水试	飘浮于水面而不下沉，水不变色	同左	开水冲后，水变黏稠

材料准备 数字资源 2-43 蒲黄。

谷精草

为谷精草科植物谷精草 *Eriocaulon buergerianum* Koern. 的干燥带花茎的头状花序。

项目	谷精草	伪品	
		华南谷精草	毛谷精草
性状要点	头状花序直径 4～5mm	头状花序直径约 5mm	花序头状直径约 6mm，底部平截，顶端平或略有凹陷
	总苞片倒卵形或近圆形，紧密排列，半膜质，有光泽	总苞片硬膜质，宽卵形，有光泽	总苞片革质，圆肾形，暗黄色
	总花托被毛	总花托无毛	总花托明显具毛
	种子矩圆形	种子卵形	种子卵圆形

材料准备 数字资源 2-44 谷精草。

菟丝子

为旋花科植物南方菟丝子 *Cuscuta australis* R. Br. 或菟丝子 *Cuscuta chinensis* Lam. 的干燥成熟种子。

项目	菟丝子	伪品		
		千穗谷	染色千穗谷	大菟丝子（日本菟丝子）
性状要点	直径 1～2mm，表面粗糙，种脐线形或扁圆形。质坚实，不易以指甲压碎。气微，味淡	表面黄色或浅棕色；放大表面可见一环形凹痕	类球形，颜色加深	稍大，呈类圆球形或略显三棱形，种脐下陷。质坚硬。气微涩，味苦，嚼之微有黏滑感
水试	有黏性；可见黄白色卷旋状的胚，形如吐丝	无黏性；无“吐丝”现象	有染料颜色，其余同千穗谷	不易破裂

材料准备 数字资源 2-45 菟丝子。

木 瓜

为蔷薇科植物贴梗海棠 *Chaenomeles speciosa* （Sweet） Nakai 的干燥近成熟果实。

项目	木瓜	伪品	
		光皮木瓜	西藏木瓜
性状要点	长圆形，有不规则的深皱纹	长椭圆形或卵圆形，光滑或略粗糙	圆形或梨形，多纵饱满或稍带皱缩
	剖面边缘向内卷曲，果肉红棕色，中心凹陷	边缘不向内卷曲，果肉粗糙，显颗粒性	果肉较薄，果肉较松软
	气微清香，味酸	气微，味微酸、涩，嚼之有沙粒感	气特殊，味极酸

材料准备 数字资源 2-46 木瓜。

枸杞子

为茄科植物宁夏枸杞 *Lycium barbarum* L. 的干燥成熟果实。

项目	枸杞子	伪品		
		新疆枸杞	北方枸杞	枸杞
性状要点	类纺锤形或椭圆形，顶端有小凸起花柱痕，基部有白色果梗痕	椭圆形或类球形，隔皮不可见种子，肉少	长条状椭圆形，果皮薄，隔皮可见种子	椭圆形或类球形，果皮薄，隔皮可见种子
	种子 20～50 粒，类肾形，扁而翘	种子 20 粒以下或更少	种子较大，在 20 粒以内	种子稍小，在 30 粒左右
	味甜，微酸	味微甜	味微苦	味微苦

材料准备 数字资源 2-47 枸杞子。

胖大海

为梧桐科植物胖大海 *Sterculia lychnophora* Hance 的干燥成熟种子。

项目	胖大海	伪品	
		圆粒苹婆	青果(橄榄)
性状要点	呈纺锤形或椭圆形,一端钝圆,一端略尖而歪	圆球形或近球形	纺锤形,两端钝尖
	子叶与胚乳贴合,手摇无声音	无胚乳,手摇动有滚动声	
水试	吸水膨胀成棕色半透明的海绵状物(5～8 倍)	入水浸泡膨胀较慢,最多膨胀原体积的 2～4 倍	水浸不膨胀,摇动无响声

材料准备 数字资源 2-48 胖大海。

车前子

为车前科植物车前 *Plantago asiatica* L. 或平车前 *Plantago depressa* Willd. 的干燥成熟种子。

项目	车前子	伪品		
		小车前	荆芥子	党参子
性状要点	不规则长圆形或三角状长圆形	船状椭圆形。背腹面中心外侧包被灰棕色膜质黏液层	椭圆状三棱形	卵圆形至椭圆形,略扁
	一面有灰白色凹点状种脐(开眼)	背部隆起,腹面中部明显凹下,略呈船模样	一端有细小的黄白色果柄痕,质松脆	一端具微凹的种脐
	嚼之稍有黏性	味稍咸	嚼之有香气	味略苦
水试	有黏液释出覆盖种子		无黏液质	无黏液质

材料准备 数字资源 2-49 车前子。

栀　　子

为茜草科植物栀子 *Gardenia jasminoides* Ellis. 的干燥成熟果实。

项目	栀子	伪品
		水栀子
性状要点	长卵圆形，较圆润，长 1.5～3.5cm	长椭圆形，长 3～7cm，纵棱较高
	种子呈扁卵圆形	种子呈长椭圆形
水试	水染成鲜黄色	种子浸入水中，水染成棕红色

材料准备 数字资源 2-50 栀子。

瓜　　蒌

为葫芦科植物栝楼 *Trichosanthes kirilowii* Maxim. 或双边栝楼 *Trichosanthes rosthornii* Harms 的干燥成熟果实。

项目	瓜蒌	伪品		
		长萼栝楼	糙点栝楼	王瓜
性状要点	橙红色或橙黄色，表面皱缩或较光滑，果瓤橙黄色。种子扁平椭圆形，沿边缘有 1 圈沟纹，顶端较宽或平截	橙红色或橙黄色，果瓤墨绿色。种子长方形或长方状椭圆形，两端钝圆或平截	橙黄色至棕褐色，果瓤墨绿色。种子卵形，膨胀，灰褐色	黄色，皮薄易碎。种子横长圆形，深褐色，两侧室大，近圆形
	具焦糖气，味微酸、甜	味苦	味淡	

材料准备 数字资源 2-51 瓜蒌。

砂　　仁

为姜科植物阳春砂 *Amomum villosum* Lour.、绿壳砂 *Amomum villosum* Lour. var. *xanthioides* T. L. Wu et Senjen 或海南砂 *Amomum longiligulare* T. L. Wu 的干燥成熟果实。

项目	阳春砂	伪品				
		长序砂仁	疣果砂仁	艳山姜	红壳砂仁	长柄山姜
性状要点	椭圆形或卵圆形，有不明显的三棱，果皮薄而软	长卵圆形，略呈三棱状，疏生短柔刺而弯曲。果皮韧，不易撕裂	类球形或椭圆形，刺状突起较大而疏。果皮厚而硬，不易撕裂	卵圆形，被稀疏的粗毛，具隆起十多条纵棱，种子有棱角	圆球形或稍长圆形果实	果皮光滑，薄而脆
	气芳香浓烈，味辛凉，微苦	气弱，味微辛，无凉感	气弱，味微辛苦，无凉感	气弱，味略淡	气微香，味微苦	气微或无，味微辛

材料准备　数字资源 2-52 砂仁。

郁李仁

为蔷薇科植物欧李 *Prunus humilis* Bge.、郁李 *Prunus japonica* Thunb. 或长柄扁桃 *Prunus pedunculata* Maxim. 的干燥成熟种子。

项目	郁李仁	伪品
		毛樱桃仁
性状要点	形状卵形	形状扁平
	一端尖，另端钝圆	基部两侧对称

材料准备　数字资源 2-53 郁李仁。

乌　梅

为蔷薇科植物梅 *Prunus mume*（Sieb.）Sieb. et Zucc. 的干燥近成熟果实。

项目	乌梅	伪品			
		杏	山杏	桃子	苦李子
性状要点	类球形或扁球形	扁圆形	扁圆形	扁球形或椭圆形	卵球形或椭圆形
	果肉与果核易分离	易分离	不易分离	易分离	不易分离
	果核表面有凹点	果核表面光滑，无凹点	果核表面具细网纹	果核表面有众多凹点和网状凹沟	果核表面无凹点

材料准备 数字资源 2-54 乌梅。

沙苑子

为豆科植物扁茎黄芪 *Astragalus complanatus* R. Br. 的干燥成熟种子。

项目	沙苑子	伪品			
		猪屎豆	紫云英种子	黄芪子	直立黄芪子
性状要点	略呈肾形而稍扁	呈三角状肾形	呈斜长方状肾形	呈圆肾形而扁	略呈肾形而稍扁，两侧压扁明显，两端稍尖
	褐绿色	黄绿色或淡黄棕色	黄绿色或棕黄色	棕褐色或浅棕黑色	表面黄灰褐色或浅绿褐棕色，光滑，有黑褐色斑点及细密点状网纹
	味淡，豆腥味	味淡	味淡	有豆腥味	嚼之有麻舌感

材料准备 数字资源 2-55 沙苑子。

酸枣仁

为鼠李科植物酸枣 *Ziziphus jujuba* Mill. var. *spinosa* (Bunge) Hu ex H. F. Chou 的干燥成熟种子。

项目	酸枣仁	伪品		
		滇枣仁	枳椇子	兵豆染色
性状要点	表面紫红色或紫褐色，平滑	颜色浅，表面棕黄色，平滑有斑点（大理石样纹理）	表面红褐色或黑棕色，油亮光滑	表面黄褐色，染成棕红色
	有的两面均呈圆隆状凸起；有的一面较平坦，中间有1条隆起的纵线纹，另一面稍隆起	两面较扁平，两面隆起较少	扁平圆形，种皮坚硬。味苦而涩	形状较圆，两面呈圆形凸起

材料准备 数字资源 2-56 酸枣仁。

蛇床子

为伞形科植物蛇床 *Cnidium monnieri*（L.）Cuss. 的干燥成熟果实。

项目	蛇床子	伪品	
		旱芹子	南鹤虱
性状要点	双悬果，椭圆形，长2～4mm，直径约2mm	双悬果，近圆形，长1～1.5mm，直径约1.5mm	背隆起，具4条突起的棱翅，沿棱线密生黄白色的钩刺
	分果接合面平坦	分果微弯曲成肾形，接合面不平坦	接合面平坦具三条脉纹，并有柔毛
	气香，有麻舌感	有浓郁的芹菜香气，味微苦	气特异，味微辛、苦

材料准备 数字资源 2-57 蛇床子。

王不留行

为石竹科植物麦蓝菜 *Vaccaria segetalis*（Neck.）Garcke 的干燥成熟种子。

项目	王不留行	伪品		
		小巢菜	芸苔子	芜菁子
性状要点	圆球形	类扁球形	类球形	球形
	黑色，放大镜下有细密颗粒状突起	褐色或暗棕色，有细微网状纹理	褐色或暗红棕色，有细微网状纹理	黄棕色，近种脐处黑色
	味微涩、苦	味淡	味淡	

材料准备 数字资源 2-58 王不留行。

女贞子

为木犀科植物女贞 *Ligustrum lucidum* Ait. 的干燥成熟果实。

项目	女贞子	伪品		
		染色女贞子	冬青子	小蜡(果实)
性状要点	卵形、椭圆形或肾形	圆球形或近球形	椭圆形,整粒较大	类球形
	表面黑紫色或黑色,皱缩	颜色更深	棕褐色,果实顶端常有凹陷	表面黑紫色或灰黑色,皱缩,基部常留宿萼,有时可见较短的果柄
	内含种子1～2枚,1枚者常见		多含种子4～5枚	内含种子1～2枚,1枚者少见
水试	用水浸泡,水无色	用水浸泡,水紫黑色		

材料准备 数字资源2-59女贞子。

草豆蔻

为姜科植物草豆蔻 *Alpinia katsumadai* Hayata 的干燥近成熟种子。

项目	草豆蔻	伪品		
		宽唇山姜	长柄山姜	云南草蔻
性状要点	类球形,表面灰褐色,略光滑,有明显的3条纵沟	长圆球形,表面灰褐色,具3条纵深沟	球形或椭圆形,表面灰褐色或黑褐色	圆球形或稍扁,表面灰黄棕色
	种子卵圆状多面体,每室20～100粒	种子表面具颗粒状突起,每室约10粒	种子卵圆状多面体,每室10～25粒	种子锥状四面体,每室9～16粒

材料准备 数字资源2-60草豆蔻。

蒺　藜

为蒺藜科植物蒺藜 *Tribulus terrestris* L. 的干燥成熟果实。

项目	蒺藜	伪品	
		大花蒺藜	软蒺藜（中亚滨藜或西伯利亚滨藜）
性状要点	多数小刺，有对称的长刺和短刺各一对，呈八字形排列	刺不如正品多，但有多数尖疣状突起，中部只有一对粗而长的硬刺	扁平扇形或具珊瑚状刺状软突起

材料准备 数字资源 2-61 蒺藜。

苦杏仁

为蔷薇科植物山杏 *Prunus armeniaca* L. var. *ansu* Maxim.、西伯利亚杏 *Prunus sibirica* L.、东北杏 *Prunus mandshurica* (Maxim.) Koehne 或杏 *Prunus armeniaca* L. 的干燥成熟种子。

项目	苦杏仁	伪品	
		桃仁	甜杏仁
性状要点	呈扁心形，黄棕色，中间与边缘均肥厚	桃仁：呈扁长卵形，红棕色，中部膨大，边缘较薄 山桃仁：呈类卵圆形，较小而肥厚	呈扁心脏形，顶端尖，基部圆，略左右对称
	味苦	味微苦	味微甜
水试	与水共研，产生苯甲醛的特殊香气		

材料准备 数字资源 2-62 苦杏仁。

山茱萸

为山茱萸科植物山茱萸 *Cornus officinalis* Sieb. et Zucc. 的干燥成熟果肉。

项目	山茱萸	伪品
		葡萄果皮
性状要点	皱缩，有光泽。质柔软	色暗无光泽。果皮薄而稍硬，体轻，无柔软性
	气微，味酸、涩、微苦	气微，味微酸甜

材料准备　数字资源 2-63 山茱萸。

石　斛

为兰科植物金钗石斛 *Dendrobium nobile* Lindl.、霍山石斛 *Dendrobium huoshanense* C. Z. Tang et S. J. Cheng、鼓槌石斛 *Dendrobium chrysotoxum* Lindl. 或流苏石斛 *Dendrobium fimbriatum* Hook. 的栽培品及其同属植物近似种的新鲜或干燥茎。

项目	石斛				伪品
	金钗石斛	霍山石斛	鼓槌石斛	流苏石斛	铁皮石斛(枫斗)
性状要点	茎扁圆柱形,略呈“之”字形,表面金黄色或黄中带绿色,有深纵沟	枫斗呈螺旋形或弹簧状,通常为2～5个旋纹,具“龙头凤尾”特征	呈粗纺锤形,表面光滑,金黄色,有明显凸起的棱	表面黄色至暗黄色,有深纵槽	通常2～6个旋环,有的可见一端为根头或茎尖,另一端斜形或平截切面
	质硬而脆,断面较平坦而疏松	质硬而脆,易折断,断面平坦,灰黄色至灰绿色,略角质状	质轻而松脆,断面海绵状	质疏松,断面平坦或呈纤维性	质坚实,易折断,断面平坦,灰白色至灰绿色,略角质状
	气微,味苦	气微,味淡,嚼之有黏性	气微,味淡,嚼之有黏性	味淡或微苦,嚼之有黏性	气微,味淡,嚼之有黏性

材料准备　数字资源 2-64 石斛。

麻　黄

为麻黄科植物草麻黄 *Ephedra sinica* Stapf、中麻黄 *Ephedra intermedia* Schrenk et C. A. Mey. 或木贼麻黄 *Ephedra equisetina* Bge. 的干燥草质茎。

项目	正品			伪品		
	草麻黄	中麻黄	木贼麻黄	丽江麻黄	膜果麻黄	节节草
性状要点	少分枝，鳞叶裂片2（稀3），呈锐三角形，先端常反卷	多分枝，粗糙，鳞叶裂片3（稀2），先端锐尖	较多分枝，不粗糙，鳞叶裂片2（稀3），上部短三角形，先端多不反卷	膜质鳞叶基部1/2处合生，上部2裂，偶3裂，钝三角形	茎表面棱脊不甚明显。鳞叶2裂	叶片退化成鞘状
	髓部红棕色，近圆形	髓部三角状圆形			髓部类三角形	断面中空

材料准备　数字资源2-65麻黄。

金钱草

为报春花科植物过路黄 *Lysimachia christinae* Hance的干燥全草。

项目	金钱草	伪品	
		聚花过路黄	点腺过路黄
	叶对生，叶主脉明显突起，侧脉不明显	茎顶端的叶呈莲座状着生	
	花单生叶腋，具长梗	花常2～8朵聚生于茎端	
水试	水试后对光可见黑色或褐色条纹		叶片与花冠裂片具点状腺点

材料准备　数字资源2-66金钱草。

广藿香

为唇形科植物广藿香 *Pogostemon cablin*（Blanco）Benth.的干燥地上部分。

项目	广藿香	伪品
		藿香（土藿香）
性状要点	叶卵形或椭圆形，基部楔形，具不规则齿裂，上面疏被绒毛，下面被绒毛，侧脉约5对；叶柄被绒毛	叶心状卵形或长圆状披针形，先端尾尖，基部心形，稀平截，具粗齿，上面近无毛，下面被微柔毛及腺点；叶柄少见绒毛

材料准备　数字资源 2-67 广藿香。

薄　荷

为唇形科植物薄荷 *Mentha haplocalyx* Briq. 的干燥地上部分。

项目	薄荷	伪品
		留兰香
性状要点	叶两面被微柔毛；叶较短，多为 0.2～1cm	叶两面无毛或近无毛；叶柄无或近无
	轮伞花序腋生，球形	轮伞花序组成圆柱形穗状花序，多顶生
经验鉴别	香气刺鼻 口尝有凉感	香气清柔 口尝无凉感

材料准备　数字资源 2-68 薄荷。

泽　兰

为唇形科植物毛叶地瓜儿苗 *Lycopus lucidus* Turcz. var. *hirtus* Regel 的干燥地上部分。

项目	泽兰	伪品		
		地瓜儿苗	异叶泽兰	溪黄草
性状要点	茎方柱形，棱及节上有白色毛	茎方形，仅节上有毛	圆柱形，密被白色或污白色短毛	方柱形，稍被毛
	叶两面都被毛	叶无毛或疏生白毛	叶两面被毛	叶上表面稀短毛，下面无毛
	花序在叶腋处轮生	花序在叶腋处轮生	头状花序多在顶端呈复伞状花序	聚伞状花序

材料准备　数字资源 2-69 泽兰。

茯　苓

为多孔菌科真菌茯苓 *Poria cocos*（Schw.）Wolf 的干燥菌核。

项目	茯苓块	伪品		
		粉葛	木薯	用石膏、面粉等压制
性状要点	呈立方块状或方块状厚片，白色、淡红色或淡棕色。断面颗粒性	质地显粉性及纤维性	极白，粉性强，切面很平整光滑，稀疏可见纤维点或丝	白色，质地坚硬
	气微，味淡，嚼之粘牙	气微，味微甜	气微，味酸	如嚼面粉
经验鉴别（水试）	水试不变形；用指甲刮，无粉尘脱落		用指甲刮，有粉尘掉落	水试散落，崩解；用指甲刮，有粉尘掉落
碘试液	深红色	蓝黑色或蓝紫色	蓝黑色或蓝紫色	蓝黑色或蓝紫色

材料准备　数字资源 2-70 茯苓。

冬虫夏草

为麦角菌科真菌冬虫夏草菌 *Cordyceps sinensis*（BerK.）Sacc. 寄生在蝙蝠蛾科昆虫幼虫上的子座和幼虫尸体的干燥复合体。

项目	冬虫夏草	伪品					
		凉山虫草	亚香棒虫草	地蚕	蛹草	古尼虫草	人工虫草
性状要点	头部红棕色；足8对，中部4对较明显；具不孕端	虫体较粗，覆盖棕褐色菌丝膜。子座细长10～30cm	足8对均明显。无不孕端	民间做虫草，具植物特征	蛹体圆锥形；子座为橙黄色棒状	头部褐红棕色，表面常被白色菌膜，无不孕端	子座尖细，基部几不膨大；同样商品等级体重轻
	气微腥，味微苦，有菌类特有的香气	气微腥，味淡	气腥，味微苦	味微甘、微辛	气微，味甘	气微腥臭，无菌类特有的香气	无菌类特有的香气

材料准备 数字资源 2-71 冬虫夏草。

乳　香

为橄榄科植物乳香树 *Boswellia carterii* Birdw. 及同属植物 *Boswellia bhaw-dajiana* Birdw. 树皮渗出的树脂。

项目	乳香	掺劣品
		掺入松香、树皮等
性状要点	半透明，被有黄白色粉末，久存则颜色加深	表面残留有树皮状物
水试	加水研磨成白色或黄白色乳状液	加水研磨后出现树皮状物

材料准备 数字资源 2-72 乳香。

没　药

为橄榄科植物地丁树 *Commiphora myrrha* Engl. 或哈地丁树 *Commiphora molmol* Engl. 的干燥树脂。

项目	没药		掺劣品
	天然没药	胶质没药	掺入树皮等杂质
性状要点	表面黄棕色或红棕色，近半透明部分呈棕黑色。质坚脆，破碎面不整齐，无光泽	表面棕黄色至棕褐色，不透明，质坚实或疏松	性状同正品，表面残留有树皮等杂质

材料准备 数字资源 2-73 没药。

青　黛

为爵床科植物马蓝 *Baphicacanthus cusia* (Nees) Bremek.、蓼科植物蓼蓝 *Polygonum tinctorium* Ait. 或十字花科植物菘蓝 *Isatis indigotica* Fort. 的叶或茎叶经加工制得的干燥粉末、团块或颗粒。

项目	青黛	伪品
		染色青黛(掺入染色剂而成,主要蓝色素为孔雀石绿、还原蓝、酸性蓝、碱性蓝等)
性状要点	体轻,易飞扬	质稍重,不易飞扬
	手捻之较细滑	手捻之稍粗糙
	口尝味微酸	口尝味淡,有明显沙粒感
水试	浮于表面,只有极少数下沉	多数下沉,水液混浊

材料准备 数字资源 2-74 青黛。

阿 胶

为马科动物驴 *Equus asinus* L. 的干燥皮或鲜皮经煎煮、浓缩制成的固体胶。

项目	阿胶	伪品		
		黄明胶	新阿胶	假阿胶
性状要点	质硬而脆,断面光亮,碎片对光照视呈棕色半透明状	质硬而脆,易破碎。断面乌黑,具玻璃光泽	对光照视不透明,断面不光亮	质硬,不易断碎。断面灰黑色,略具玻璃光泽,具黏性
水试	置烧杯中,加适量水,加热溶化,溶液呈红茶色,透明,清而不浊,微腥、微甜		溶解后常伴有沉淀、混浊或油状漂浮物 口尝:带强烈的肉皮汤味(猪皮胶),豆油味(杂皮胶),或特殊臭味	

材料准备 数字资源 2-75 阿胶。

麝 香

为鹿科动物林麝 *Moschus berezovskii* Flerov、马麝 *Moschus sifanicus* Przewalski 或原麝 *Moschus moschiferus* Linnaeus 成熟雄体香囊中的干燥分泌物。

项目	毛壳麝香	伪品
		假毛壳麝香
性状要点	一面开口面略平，密生短毛，从两侧围绕中心排列，中间有一小囊孔	一面开口面不平坦，密生毛。毛呈放射状排列，中心有一孔系用线扎缩而成，小孔周围有呈放射状的毛束残基散在
	一面为皮膜，微皱缩，略有弹性	一面毛被刮去，留有散在的毛囊孔
	剖开可见麝香仁及“银皮”	
	可见“冒槽”现象；按之不顶手	

项目	麝香仁		伪品
	人工麝香	麝香仁	掺伪麝香仁
性状要点	粉末状，颗粒大小均匀，红褐色或棕褐色	“当门子”呈不规则的球形或颗粒状，紫黑色，油润光亮，微有麻纹 粉末状者多呈棕褐色或黄棕色，有少量脱落的内皮层膜和细毛	
火试		取麝香仁少量，撒于炽热的坩埚中灼烧，初则迸裂，随即融化膨胀起泡似珠，香气浓烈四溢，无毛肉焦臭，无大焰或火星出现；灰化后残渣呈白色或灰白色 取麝香少许用火烧时有轻微爆鸣声，且有颗粒燃烧弹跳，并起油点如珠，灰为白色，似烧毛发但无臭气 （手搓法：置手掌中加水湿润，用手搓之成团，再用手指轻揉即散，不沾手、不染手、不顶甲、不结块）	烧之起油泡，无香气，而有焦臭味，呈灰紫色或黑色 若掺有动物性物质（肝脏或血液）加热后有焦肉臭或毛发臭气，灰烬呈黑灰色或棕红色并有尸臭味 若掺有植物性物质，燃烧时可伴有火焰或火星，灰烬白色成灰白色；若灰烬呈赭红色者，即为掺入矿物性杂质。灰烬越多掺假越多

材料准备 数字资源 2-76 麝香。

珍 珠

为珍珠贝科动物马氏珍珠贝 *Pteria martensii*（Dunker）、蚌科动物三角帆蚌 *Hyriopsis cumingii*（lea）或褶纹冠蚌 *Cristaria plicata*（Leach）等双壳类动物受刺激形成的珍珠。

项目	珍珠	伪品			
		附壳珠	泥珠	病珠	伪珍珠
性状要点	具特有的彩色光泽。光洁度均匀	着生贝壳珍珠层的部分无光泽，有时含杂质	整体或部分呈深褐色或黑褐色斑点	白色、污白色或淡黄色，暗淡无光泽，有时表面具颗粒状突点	有银灰色光泽，不均匀
	质地坚硬，体重，破碎面显层纹		有时内中空，含杂质	质地松脆，易碎	破碎面白色，无光泽，无层纹
理化	丙酮溶剂不能使其褪去光泽				丙酮溶剂洗，表面光泽消失
火试	火烧之有爆裂声，并呈层状破碎，晶莹闪光，内外色泽一致，无气味				火烧之珠光层逐渐炭化而消失或变为黑色，珠核有的爆裂成片，块片无光泽。有的有烧焦的塑料气味

材料准备 数字资源 2-77 珍珠。

土鳖虫

为鳖蠊科昆虫地鳖 *Eupolyphaga sinensis* Walker 或冀地鳖 *Steleophaga plancyi*（Boleny）的干燥雌虫虫体。

项目	土鳖虫	伪品		
		土鳖虫雄虫	赤边水鹿	东方龙虱
性状要点	地鳖：扁平卵形，前端较窄，后端宽，无翅 冀地鳖：扁平卵形，前端较窄，后端宽，无翅，边缘带有淡黄褐色斑块及黑色小点	形如地鳖，较小，后端不宽，带翅	椭圆形扁而微弯曲。在前胸背甲前缘有黄色镶边	长卵形，在一侧较厚的鞘翅边缘有黄色镶边

材料准备 数字资源 2-78 土鳖虫。

鹿 茸

为鹿科动物梅花鹿 *Cervus Nippon* Temminck 或马鹿 *Cervus elaphus* Linnaeus 的雄鹿未骨化密生茸毛的幼角。

项目	鹿茸		伪品		
	花鹿茸	马鹿茸	驯鹿	驼鹿	人工鹿茸
性状要点	外皮红棕色或棕色；表面密生红黄色或棕黄色细绒毛，上端较密，下端较疏；体轻，气微腥，味微咸	外皮灰黑色，茸毛灰褐色或灰黄色，锯口面外皮较厚，下部有棱筋及疙瘩，气腥臭，味咸	主枝呈弓形。表面密生灰棕色茸毛，软而长，手摸柔软	主枝伸展呈掌状。表面密生灰棕色粗茸毛，硬而长，手摸粗糙	边缘茸皮易剥离，剖面无自然细密蜂窝状小孔
鹿茸片	蜡片：表面浅棕色或浅黄白色，半透明，微显光泽，外皮无骨质 粉片：中间有蜂窝状细孔	蜡片：表面灰黑色，中央米黄色，周边灰黑色 粉片：中央有细蜂窝状小孔，外皮较厚			蜡片系明胶、蛋清等掺伪

材料准备 数字资源 2-79 鹿茸。

羚羊角

为牛科动物赛加羚羊 *Saiga tatarica* Linnaeus 的角。

项目	羚羊角	伪品		
		模具压制	黄羊	鹅喉羚羊
性状要点	呈长圆锥形，略呈弓形弯曲	呈长扁圆锥形，略呈弓形弯曲；透明棕色角质样	略微向后方逐渐斜向弯曲，呈弧形外展，略呈“S”形，最后两个角尖彼此相对	表面黑色，角呈长圆锥形而稍侧扁，角尖显著向内弯转
	除尖端部分外，有10～16个隆起环脊，间距约2cm，用手握之，四指正好嵌入凹处	同正品	表面有明显而紧密的环形横棱，环脊的间距小，自基部向上生有密集、斜向、弯曲的环脊多个，尖端平滑	不透明，粗糙，多纵裂纹，中下部有隆起斜向环脊约8个，另一侧不明显，其间距约为1.5cm
	通常具“骨塞”；除去“骨塞”角的下半段成空洞，角表面有突起的纵棱与其外面角鞘内的凹沟紧密嵌合，从横断面观，其结合部呈锯齿状	角基部横截面扁圆形，无“骨塞”	无锯齿状“骨塞”	
	具“通天眼”	无“通天眼”		
	质坚硬。气微，味淡	质坚硬，无味	质坚硬	

材料准备　数字资源2-80羚羊角。

金钱白花蛇

为眼镜蛇科动物银环蛇 *Bungarus multicinctus* Blyth 的幼蛇干燥体。

项目	金钱白花蛇	伪品		
		水蛇	赤链蛇	拼接蛇
性状要点	45～58 个白色环纹，在背部宽 1～2 行鳞片，脊棱明显突起，脊鳞六角形。白色占完整鳞片	背部黑色或灰黑色，有白色（油漆）环纹，黑白相间，放大观察，白色多处不占完整鳞片。腹部边缘多处有白色	白色环纹明显比正品密、多	水蛇拼接而成，背部环纹稀疏

材料准备 数字资源 2-81 金钱白花蛇。

操作方法

1. 性状鉴别 观、嗅、尝等。

2. 理化鉴别 水试、火试、化学反应等。

课程思政融入

1. 通过讲解中药鉴定发展，弘扬传统文化的博大精深，增强中华民族的文化自信。

2. 通过真伪鉴别的学习，让学生形成严谨求实的学习态度和工作作风。

3. 通过在鉴定实验课中的实践，培养学生实事求是、科学严谨的职业精神。

评价标准

1. 确定中药样品的真伪。

2. 写出鉴别方法及鉴别特征。鉴别方法及鉴别特征不正确不得分。

3. 操作方法正确（正确使用酒精灯及化学试剂等）。

项目三
中药处方审核

技能目标

1. 掌握处方审核主要内容。
2. 掌握中药处方格式、常用中药别名及并开名。
3. 掌握中药常用术语、用药禁忌、毒性中药与麻醉中药的剂量及用法。

学习资料

《中药处方格式及书写规范》。

材料准备

审核处方 01-40。

处方编号 01

××××××中医院 处 方 笺

费别：公费□自费☑　　NO:2021061606600１

科别：中医科　　日期：　年　月　日

姓名	赵××	性别	男	年龄	32 周岁
		门诊/住院病历号	202106161		
单位或家庭住址	高新区凤天路 234 号				
临床诊断及证型	咳嗽，风热犯肺				

RP:

连翘 12g　蜜百部 9g　陈皮 6g　金银花 10g

桃红 18g　葶苈子 10g　蕺菜 9g　甘草 9g

3 剂　每日 1 剂，水煎 400ml

分早晚两次饭后温服

医 师	许伟	药品金额及收讫章	135.6 元						
审核	李×	划价		调配		核对		发药	

处方编号 02

××××××中医院 处 方 笺

费别：公费□自费☑　　NO：20210616066002

科别：中医科　　日期：2021 年 06 月 16 日

姓名	赵××	性别	男		年龄	17 周岁			
		门诊/住院病历号			202106162				
单位或家庭住址		开发区风祥路 194 号							
临床诊断及证型		风热湿毒							

RP：

黄芩 9g　连翘 12g　二地丁 30g　锦纹 10g

天花粉 18g　海藻 9g　桔梗 6g　甘草 9g

5 剂　每日 1 剂，水煎 400ml

分早晚两次饭后温服

医　师				药品金额及收讫章			166.6 元		
审核	李×	划价		调配		核对		发药	

处方编号 03

××××××中医院 处 方 笺

费别：公费□自费☑　　NO：20210616066003

科别：中医科　　日期：2021 年 06 月 16 日

姓名	赵××	性别	男		年龄	62 周岁			
		门诊/住院病历号			202106163				
单位或家庭住址		朝阳区朝阳北路 134 号							
临床诊断及证型		肾虚水湿内停							

RP：

熟地黄 15g　枣皮 9g　牡丹皮 9g　制附子 10g

肉桂 5g　桑白皮 9g　赤石脂 12g　天花粉 10g

5 剂　每日 1 剂，水煎 400ml

分早晚两次饭后温服

医　师		许巍		药品金额及收讫章			156.6 元		
审核	李×	划价		调配		核对		发药	

处方编号 04

××××××中医院 处 方 笺

费别：公费□自费☑　　　　NO：20210616066004

科别：中医科　　　　日期 ：2021 年 06 月 16 日

姓名	赵××	性别	男	年龄	59 周岁
		门诊/住院病历号	202106164		
单位或家庭住址		泰山区东岳大街 137 号			
临床诊断及证型		肾阳虚			

RP：

熟地黄 15g　山药 9g　盐杜仲 9g　桑寄生 10g

菟丝子 12g　当归 6g　酒萸肉 10g　枸杞子 10g

7 剂　每日 1 剂，水煎 400ml

分早晚两次饭后温服

医 师		许巍		药品金额及收讫章			196.6 元		
审核	李×	划价	李×	调配	李×	核对	李×	发药	李×

处方编号 05

××××××中医院 处 方 笺

费别：公费□自费☑　　　　NO：20210616066005

科别：中医科　　　　日期 ：2021 年 06 月 16 日

姓名	赵××	性别	男	年龄	59 周岁
		门诊/住院病历号	202106165		
单位或家庭住址		泰山区泰山大街 139 号			
临床诊断及证型		痰热咳嗽			

RP：

化橘红 10g　连三朵 10g　制半夏 15g　白附片 10g

青陈皮 18g　瓜蒌皮 12g　石膏 15g　炒紫苏子 10g

7 剂　每日 1 剂，水煎 400ml

分早晚两次饭后温服

医 师		许丽丽		药品金额及收讫章			176.6 元		
审核	李×	划价		调配		核对		发药	

处方编号 06

×××××××中医院 处 方 笺

费别：公费□自费☑ NO：20210616066006

科别：中医科 日期：2021年06月16日

姓名	赵××	性别	女	年龄	34周岁
		门诊/住院病历号		202106166	
单位或家庭住址	灵山大街139号				
临床诊断及证型	鼻窦炎，孕28周				

RP：

望春花6g 炒苍耳子9g 白芷12g 黄芪9g

辛夷6g 京大戟3g 防风5g 甘草9g

3剂 每日1剂，水煎400ml

分早晚两次饭后温服

医 师		许鹏		药品金额及收讫章			96.6元		
审核	李×	划价		调配		核对		发药	

处方编号 07

×××××××中医院 处 方 笺

费别：公费□自费☑ NO：20210616066007

科别：中医科 日期：2021年06月16日

姓名	赵××	性别	女	年龄	32周岁
		门诊/住院病历号		202106167	
单位或家庭住址	向阳大街139号				
临床诊断及证型	泄泻，脾肾阳虚泄泻，妊娠16周				

RP：

党参6g 砂仁6g 破故纸12g 罂粟壳9g

肉豆蔻6g 延胡索9g 防风5g 甘草12g

5剂 每日1剂，水煎400ml

分早晚两次饭后温服

医 师		李帅		药品金额及收讫章			136.6元		
审核	李×	划价		调配		核对		发药	

处方编号 08

××××××中医院 处 方 笺									
费别：公费□自费☑					NO：20210616066008				
科别：中医科					日期 ：2021 年 06 月 16 日				
姓名	赵××	性别	女	年龄	45 周岁				
		门诊/住院病历号		202106168					
单位或家庭住址		迎春小区 35 栋							
临床诊断及证型		肝气郁结，胸闷							
RP： 棱术 18g　莎草根 9g　炒槟榔 12g　柴胡 6g 姜半夏 6g　乌药 9g　甘遂 6g　青皮 6g 甘草 6g 5 剂 每日 1 剂，水煎 400ml 分早晚两次饭后温服									
医 师		刘宇		药品金额及收讫章			196.6 元		
审核	李×	划价		调配		核对		发药	

处方编号 09

赵××，女，56 岁，患者 5 年前确诊为高血压病，一直服用氨氯地平阿托伐他汀钙片，昨日淋雨后出现咳嗽不止，痰稀色白，舌淡苔薄白，脉浮紧，中医诊断为风寒犯肺证，并为其开具处方，现患者持中医处方前来购药。

××××××中医院 处 方 笺									
费别：公费□自费☑					NO：20210616066009				
科别：中医科					日期 ：2021 年 06 月 16 日				
姓名	赵××	性别	女	年龄	56 周岁				
		门诊/住院病历号		202106169					
单位或家庭住址		朝阳街 39 号							
临床诊断及证型		咳嗽，风寒犯肺证							
RP： 紫苏叶 6g　桔梗 6g　茯苓 9g　麻黄 9g　苦杏仁 6g　制白附子 9g 半夏 9g　陈皮 9g　前胡 9g　生姜 3 片　甘草 6g 3 剂　每日 1 剂，水煎 400ml 分早晚两次饭后温服									
医 师		许巍		药品金额及收讫章			106.6 元		
审核	李×	划价		调配		核对		发药	

处方编号 10

赵××，女，59 岁，患者 3 年前确诊为哮喘，一直服用茶碱缓释片维持，近日胃脘部隐隐作痛，喜温喜按，空腹痛甚，吐清水，神疲乏力，舌淡苔白，脉虚弱，中医诊断为脾胃虚寒证，并为其开具如下处方。

<table>
<tr><td colspan="8">××××××中医院 处 方 笺
费别：公费☐自费☑　　NO: 20210616066010
科别：中医科　　日期 ：2021 年 06 月 16 日</td></tr>
<tr><td rowspan="2">姓名</td><td rowspan="2">赵××</td><td>性别</td><td>女</td><td>年龄</td><td colspan="3">59 周岁</td></tr>
<tr><td colspan="2">门诊/住院病历号</td><td colspan="4">202106170</td></tr>
<tr><td colspan="2">单位或家庭住址</td><td colspan="6">朝阳街 39 号</td></tr>
<tr><td colspan="2">临床诊断及证型</td><td colspan="6">脾胃虚寒</td></tr>
<tr><td colspan="8">RP:
炒三仙 30g　炙黄芪 10g　桂枝 9g　白术 9g　白芍 18g　云苓 9g
大枣 9g　薄荷 6g　陈皮 9g　生姜 9g　炙甘草 6g
5 剂　每日 1 剂，水煎 400ml 分早晚两次饭后温服</td></tr>
<tr><td>医 师</td><td>王巍</td><td colspan="3">药品金额及收讫章</td><td colspan="3">156.6 元</td></tr>
<tr><td>审核</td><td>李×</td><td>划价</td><td></td><td>调配</td><td></td><td>核对</td><td>发药</td></tr>
</table>

处方编号 11

<table>
<tr><td colspan="8">××××××中医院 处 方 笺
费别：公费☐自费☑　　NO: 20210616066011
科别：儿科　　日期 ：2021 年 06 月 16 日</td></tr>
<tr><td rowspan="2">姓名</td><td rowspan="2">赵××</td><td>性别</td><td>男</td><td>年龄</td><td colspan="3">9 周岁</td></tr>
<tr><td colspan="2">门诊/住院病历号</td><td colspan="4">202106171</td></tr>
<tr><td colspan="2">单位或家庭住址</td><td colspan="6">泰山区东岳大街 137 号</td></tr>
<tr><td colspan="2">临床诊断及证型</td><td colspan="6">肺热咳嗽</td></tr>
<tr><td colspan="8">RP:
钩藤 9g　芦根 9g　茯苓 9g　桑白皮 9g
鸡内金 6g　紫菀 9g　陈皮 6g　枇杷叶 6g
冬花 9g　川贝母 2g
7 剂　每日 1 剂，水煎 400ml
分早晚两次饭后温服</td></tr>
<tr><td>医 师</td><td>许巍</td><td colspan="3">药品金额及收讫章</td><td colspan="3">196.6 元</td></tr>
<tr><td>审核</td><td>李×</td><td>划价</td><td></td><td>调配</td><td></td><td>核对</td><td>发药</td></tr>
</table>

处方编号 12

××××××中医院 处 方 笺									
费别：公费□自费☑						NO: 20210616066012			
科别：中医科						日期 ：2021 年 06 月 16 日			
姓名	季××	性别	男	年龄	59 周岁				
		门诊/住院病历号		202106172					
单位或家庭住址		现代区东岳大街 137 号							
临床诊断及证型		咳嗽，外感风寒							
RP： 麻黄 9g　桂枝 6g　苦杏仁（后下）9g　生石膏 30g 生姜 9g　绵马贯众 12g　茯苓 9g　大枣 12 枚 炙甘草 6g 5 剂　每日 1 剂，水煎 400ml 分早晚两次饭后温服									
医 师	许巍	药品金额及收讫章		196.6 元					
审核	李×	划价		调配		核对		发药	

处方编号 13

××××××中医院 处 方 笺									
费别：公费□自费☑						NO: 20210616066013			
科别：中医科						日期 ：2021 年 06 月 16 日			
姓名	赵××	性别	女	年龄	49 周岁				
		门诊/住院病历号		202106173					
单位或家庭住址		泰山区东岳大街 137 号							
临床诊断及证型		乳腺增生							
RP： 海藻 12g　浙贝母 10g　昆布 12g　土元 12g 香附 9g　连翘 9g　莪术 10g　水蛭 3g 半夏 9g　甘草 6g 3 剂　每日 1 剂，水煎 400ml 分早晚两次饭后温服									
医 师	许巍	药品金额及收讫章		196.6 元					
审核	李×	划价		调配		核对		发药	

处方编号 14

××××××中医院 处 方 笺

费别：公费□自费☑ NO：20210616066014

科别：中医科 日期 ：2021 年 06 月 16 日

姓名	赵××	性别	女	年龄	50 周岁
		门诊/住院病历号		202106174	
单位或家庭住址		泰山区东岳大街 137 号			
临床诊断及证型		寒痰咳嗽			

RP：

制南星 10g　酒黄芩 10g　瓜蒌仁 9g　制半夏 9g
旋覆花 9g　苦杏仁(后下)9g　枳实 9g　茯苓 9g
知母 9g

5 剂　遵医嘱

医 师		许巍		药品金额及收讫章			196.6 元	
审核	李×	划价		调配		核对		发药

处方编号 15

××××××中医院 处 方 笺

费别：公费□自费□ NO：20210616066015

科别：中医科 日期 ：2021 年 06 月 16 日

姓名	赵××	性别	男	年龄	50 周岁
		门诊/住院病历号		202106175	
单位或家庭住址		泰山区东岳大街 137 号			
临床诊断及证型		肾阴虚			

RP：

羌活 9g　独活 9g　川芎 9g　柴胡(后下)9g
桔梗 9g　枳壳 10g　前胡 9g　茯苓 10g
党参 9g　砂仁 3g　吴茱萸 9g　甘草 6g

5 剂　每日 1 剂，水煎 400ml 分早晚两次饭后温服

医 师		许巍		药品金额及收讫章			196.6 元	
审核	李×	划价		调配		核对		发药

处方编号 16

××××××中医院 处 方 笺

费别：公费□自费☑　　NO：20210616066016

科别：中医科　　日期 ：2021 年 06 月 16 日

姓名	赵××	性别	男	年龄	59 周岁
		门诊/住院病历号	202106176		
单位或家庭住址	东岳大街 137 号				
临床诊断及证型	鹅掌风				

RP：

防风 9g　荆芥 9g　双花 9g　皂角刺 10g
蛇床子 9g　绵马贯众 9g　芫花 6g　白鲜皮 9g
苦参 9g　甘草 6g

5 剂　每日 1 剂，水煎，烫洗患处

医 师	许巍		药品金额及收讫章			196.6 元			
审核	李×	划价		调配		核对		发药	

处方编号 17

××××××中医院 处 方 笺

费别：公费□自费☑　　NO：20210616066017

科别：中医科　　日期 ：2021 年 06 月 16 日

姓名	赵××	性别	男	年龄	50
		门诊/住院病历号	202106177		
单位或家庭住址	泰山区东岳大街 137 号				
临床诊断及证型	风寒感冒，阳虚				

RP：

人参 10g　白术 10g　葛根 10g　前胡 10g
半夏 9g　桔梗 10g　陈皮 9g　苏叶 9g
茯苓 9g　甘草 5g

每日 1 剂，水煎 400ml
分早晚两次饭后温服

医 师	许巍		药品金额及收讫章			196.6 元			
审核	李×	划价		调配		核对		发药	

处方编号 18

××××××中医院 处 方 笺

费别：公费□自费☑ NO：2021061606601 8

科别：中医科 日期 ：2021 年 06 月 16 日

姓名	赵××	性别	男	年龄	26 周岁
		门诊/住院病历号	202106178		
单位或家庭住址	小店区东大街 137 号				
临床诊断及证型	胃火上炎				

RP：

栀子 10g　天花粉 9g　芒硝 10g　朱砂 1g

黄芩 10g　黄连 10g　硫黄 3g　甘草 5g

3 剂　每日 1 剂，水煎 400ml

分早晚两次饭后温服

医 师	许巍	药品金额及收讫章	96.6 元						
审核	李×	划价		调配		核对		发药	

处方编号 19

胡先生，男，34 岁，患者结婚六年至今无子，半个月前到外地某医院检查，发现精子不正常，总数为 1 亿，活动度小（20%）。自觉腰部酸软疼痛，精神疲乏，时有耳鸣，舌淡苔白，脉细弱，诊断为肾精不足证。

费别：公费□自费☑ NO：20210616066019

科别：中医科 日期 ：2021 年 06 月 16 日

姓名	胡××	性别	男	年龄	34 周岁
		门诊/住院病历号	202106179		
单位或家庭住址	小店区东大街 137 号				
临床诊断及证型	肾精不足				

RP：

紫河车 15g　党参 20g　白术 10g　茯苓 15g　熟地 15g　当归 10g　肉桂 5g

巴戟天 10g　补骨脂 10g　杜仲 9g　锁阳 10g　枸杞 10g　菟丝子 10g　山茱萸 10g

覆盆子 9g　五味子 6g　生地 10g　天冬 6g　麦冬 6g　山药 10g

5 剂　每日 1 剂，水煎 400ml 分早晚两次饭后温服

医 师	许巍	药品金额及收讫章	296.6 元						
审核	李×	划价	李×	调配	李×	核对	李×	发药	李×

处方编号 20

任女士，女，60岁，年轻时产多，工作及家务比较劳累，八年来常感神疲乏力，腹胀便溏，未经系统治疗，病情时好时坏，半月前又因劳累而诱发，现自觉阴户中有物突出，并有下坠感，气短乏力，头晕目眩，纳少便溏，面白无华，舌淡苔白，脉缓弱，诊断为中气下陷证。

<table>
<tr><td colspan="2">费别：公费□自费☑</td><td colspan="3">NO: 20210616066020</td></tr>
<tr><td colspan="2">科别：中医科</td><td colspan="3">日期 ：2021年06月16日</td></tr>
<tr><td rowspan="2">姓名</td><td rowspan="2">任××</td><td>性别</td><td>女</td><td>年龄 60周岁</td></tr>
<tr><td colspan="2">门诊/住院病历号</td><td>202106180</td></tr>
<tr><td colspan="2">单位或家庭住址</td><td colspan="3">泰山区东岳大街137号</td></tr>
<tr><td colspan="2">临床诊断及证型</td><td colspan="3">中气下陷证</td></tr>
<tr><td colspan="5">RP：
黄芪30g　党参30g　白术15g　升麻10g　柴胡12g　当归12g
陈皮6g　官桂5g　泽泻9g　蔻仁6g　甘草6g
8剂　每日1剂，水煎400ml　分早晚两次饭后温服</td></tr>
<tr><td>医　师</td><td>许巍</td><td colspan="2">药品金额及收讫章</td><td>296.6元</td></tr>
<tr><td colspan="5">审核 李×　划价 　调配 　核对 　发药 </td></tr>
</table>

处方编号 21

<table>
<tr><td colspan="5">××××××中医院 处 方 笺</td></tr>
<tr><td colspan="2">费别：公费□自费☑</td><td colspan="3">NO:20210616066021</td></tr>
<tr><td colspan="2">科别：中医科</td><td colspan="3">日期 ：2021年 6月16日</td></tr>
<tr><td rowspan="2">姓名</td><td rowspan="2">赵××</td><td>性别</td><td>男</td><td>年龄 32周岁</td></tr>
<tr><td colspan="2">门诊/住院病历号</td><td>202106181</td></tr>
<tr><td colspan="2">单位或家庭住址</td><td colspan="3">高新区凤天路234号</td></tr>
<tr><td colspan="2">临床诊断及证型</td><td colspan="3">气阴两虚</td></tr>
<tr><td colspan="5">Rp：
白术15g　豆蔻6g　鳖甲20g　枸杞子10g
佩兰6g　枳实10g　郁金10g　生地黄15g
丁香3g　活血丹9g
3剂　每日1剂，水煎400ml
分早晚两次饭后温服</td></tr>
<tr><td>医　师</td><td>许伟</td><td colspan="2">药品金额及收讫章</td><td>220.6元</td></tr>
<tr><td colspan="5">审核 李×　划价 　调配 　核对 　发药 </td></tr>
</table>

处方编号 22

××××××中医院 处 方 笺

费别：公费□自费☑　　NO:20210616066022

科别：中医科　　日期 ：2021 年 6 月 16 日

姓名	赵××	性别	女	年龄	32 周岁
		门诊/住院病历号	202106182		
单位或家庭住址	高新区凤天路 234 号				
临床诊断及证型	气虚，妊娠 6 周				

Rp:

党参 10g　当归 10g　益母草 10g　西红花 3g

鸡血藤 5g　甘草 10g

3 剂　每日 1 剂，水煎 400ml

分早晚两次饭后温服

医 师	许伟		药品金额及收讫章		235.6 元				
审核	李×	划价		调配		核对		发药	

处方编号 23

××××××中医院 处 方 笺

费别：公费□自费☑　　NO:20210616066023

科别：中医科　　日期 ：2021 年 6 月 16 日

姓名	赵××	性别	男	年龄	52 周岁
		门诊/住院病历号	202106183		
单位或家庭住址	高新区小山路 2 号				
临床诊断及证型	肝肾阴虚，眩晕				

Rp:

制首乌 12g　旱莲草 10g　女贞子 6g　甘草 6g

天麻 10g　姜半夏 10g　桑椹 15g　盐补骨脂 10g

桑叶 10g　菟丝子 6g　枣皮 10g

3 剂　每日 1 剂，水煎 400ml

分早晚两次饭后温服

医 师	许伟		药品金额及收讫章		235.6 元				
审核	李×	划价		调配		核对		发药	

处方编号 24

××××××中医院 处 方 笺								
费别：公费□自费☑				NO:20210616066024				
科别：中医科				日期 ：2021 年 6 月 16 日				
姓名	赵××	性别	男	年龄	30 周岁			
		门诊/住院病历号		202106184				
单位或家庭住址		高新区凤天路 234 号						
临床诊断及证型		风热感冒						
Rp： 茯苓 10g　苏子叶 12g　葛根 10g　银花 10g 连翘 10g　白芷 6g　薄荷 3g　紫苏子 6g 钩藤 6g　炒鸡内金 10g 3 剂　每日 1 剂，水煎 400ml 分早晚两次饭后温服								
医 师		许伟	药品金额及收讫章		135.6 元			
审核	李×	划价		调配		核对		发药

处方编号 25

××××××中医院 处 方 笺								
费别：公费□自费☑				NO:20210616066025				
科别：中医科				日期 ：2021 年 6 月 16 日				
姓名	赵××	性别	男	年龄	39 周岁			
		门诊/住院病历号		202106185				
单位或家庭住址		高新区凤天路 234 号						
临床诊断及证型		外感风寒，郁而化热						
Rp： 柴胡 9g　葛根 9g　浙贝母 3g　白芷 5g 枯芩 9g　赤芍 6g　桔梗 3g　紫苏叶 6g 蒺藜 6g　制川乌 5g　大枣 5 枚　甘草 3g 3 剂　每日 1 剂，水煎 400ml 分早晚两次饭后温服								
医 师		许伟	药品金额及收讫章		135.6 元			
审核	李×	划价		调配		核对		发药

处方编号 26

×××××× 中医院 处 方 笺

费别：公费□自费☑　　NO:20210616066026

科别：中医科　　日期：2021 年 6 月 16 日

姓名	赵××	性别	男	年龄	13 周岁
		门诊/住院病历号		202106186	
单位或家庭住址	高新区凤天路 234 号				
临床诊断及证型	中暑				

Rp:

岷归 12g　广藿香 10g　厚朴 9g　紫苏叶 6g

枳壳 6g　白扁豆 10g　豆蔻(后下) 6g　茯苓 9g

桔梗 10g　炒三仙 30g　甘草 3g

3 剂　每日 1 剂，水煎 400ml

分早晚两次饭后温服

医 师	许伟		药品金额及收讫章			135.6 元			
审核	李×	划价		调配		核对		发药	

处方编号 27

×××××× 中医院 处 方 笺

费别：公费□自费☑　　NO:20210616066027

科别：中医科　　日期：2021 年 6 月 16 日

姓名	赵××	性别	男	年龄	66 周岁
		门诊/住院病历号		202106187	
单位或家庭住址	高新区凤天路 234 号				
临床诊断及证型	瘀血内阻，胸痹				

Rp:

桃仁 12g　红花 6g　薏苡仁 10g　附子 9g

三棱 12g　天花粉 10g　芒硝 10g　赤芍 9g

牛膝 9g　甘草 6g

3 剂　每日 1 剂，水煎 400ml

分早晚两次饭后温服

医 师	许伟		药品金额及收讫章			135.6 元			
审核	李×	划价		调配		核对		发药	

处方编号 28

××××××中医院 处 方 笺

费别：公费□自费☑ NO:20210616066028

科别：中医科 日期 ：2021 年 6 月 16 日

姓名	赵××	性别	男	年龄	32 周岁
		门诊/住院病历号		202106188	
单位或家庭住址		高新区凤天路 234 号			
临床诊断及证型		气阴两虚，咳嗽			

Rp:

党参 15g 冬花 6g 桔梗 10g 五味子 6g

乌梅 10g 浙贝母 6g 米壳（另包） 9g 阿胶 9g

麦冬 9g 玄参 10g

3 剂 每日 1 剂，水煎 400ml

分早晚两次饭后温服

医 师		许伟		药品金额及收讫章			236 元		
审核	李×	划价		调配		核对		发药	

处方编号 29

××××××中医院 处 方 笺

费别：公费□自费☑ NO:20210616066029

科别：中医科 日期 ：2021 年 6 月 16 日

姓名	赵××	性别	女	年龄	52 周岁
		门诊/住院病历号		202106189	
单位或家庭住址		高新区凤天路 234 号			
临床诊断及证型		心阴不足，不寐			

Rp:

熟地黄 9g 麦冬 6g 天冬 6g 当归 10g

郁金 6g 柏子仁 12g 夜交藤 15g 玄明粉 3g

朱砂 0.6g 锻牡蛎 15g 百合 15g 甘草 3g

3 剂 每日 1 剂，水煎 400ml

分早晚两次饭后温服

医 师		许伟		药品金额及收讫章			135.6 元		
审核	李×	划价		调配		核对		发药	

处方编号 30

×××××××中医院 处 方 笺

费别：公费☐自费☑　　NO:20210616066030

科别：中医科　　日期 ：2021 年 6 月 16 日

姓名	赵××	性别	女	年龄	60 周岁
		门诊/住院病历号		202106190	
单位或家庭住址		高新区凤天路 234 号			
临床诊断及证型		中气下陷			

Rp:

黄芪 30g　党参 30g　白术 15g　升麻 10g

柴胡 12g　当归 12g　陈皮 6g　山药 10g

乌药 9g　甘草 6g

6 剂　每日 1 剂，水煎 400ml

分早晚两次饭后温服

医 师		许伟		药品金额及收讫章			230.6 元		
审核	李×	划价		调配		核对		发药	

处方编号 31

×××××××中医院 处 方 笺

费别：公费☐自费☑　　NO:20210616066031

科别：中医科　　日期 ：2021 年 6 月 16 日

姓名	赵××	性别	女	年龄	32 周岁
		门诊/住院病历号		202106191	
单位或家庭住址		高新区凤天路 234 号			
临床诊断及证型		便秘，怀孕 30 周			

Rp:

麻子仁 10g　白芍 10g　炒枳实 10g　锦纹 12g

厚朴 10g　苦杏仁 5g　槐花 10g　地榆 10g

地黄 10g

3 剂　每日 1 剂，水煎 400ml

分早晚两次饭后温服

医 师		许伟		药品金额及收讫章			135.6 元		
审核	李×	划价		调配		核对		发药	

处方编号 32

<table>
<tr><td colspan="7">××××××中医院 处 方 笺
费别：公费□自费☑ NO:20210616066032
科别：中医科 日期 ：2021 年 6 月 16 日</td></tr>
<tr><td rowspan="2">姓名</td><td rowspan="2">赵××</td><td>性别</td><td>男</td><td>年龄</td><td colspan="2">32 周岁</td></tr>
<tr><td colspan="2">门诊/住院病历号</td><td colspan="3">202106192</td></tr>
<tr><td colspan="2">单位或家庭住址</td><td colspan="5">高新区凤天路 234 号</td></tr>
<tr><td colspan="2">临床诊断及证型</td><td colspan="5">跌打损伤，气滞血瘀</td></tr>
<tr><td colspan="7">Rp:
柴胡 15g 瓜蒌根 9g 当归 9g 红花 10g
酒大黄 10g 桃仁 9g 土鳖虫 15 g 天花粉 10g
酒川芎 9g 甘草 6g
3 剂 每日 1 剂，水煎 400ml
分早晚两次饭后温服</td></tr>
<tr><td>医 师</td><td>许伟</td><td colspan="2">药品金额及收讫章</td><td colspan="3">135.6 元</td></tr>
<tr><td>审核</td><td>李×</td><td>划价</td><td></td><td>调配</td><td></td><td>核对   发药</td></tr>
</table>

处方编号 33

<table>
<tr><td colspan="7">××××××中医院 处 方 笺
费别：公费□自费☑ NO:20210616066033
科别：中医科 日期 ：2021 年 6 月 16 日</td></tr>
<tr><td rowspan="2">姓名</td><td rowspan="2">赵××</td><td>性别</td><td>女</td><td>年龄</td><td colspan="2">32 周岁</td></tr>
<tr><td colspan="2">门诊/住院病历号</td><td colspan="3">202106193</td></tr>
<tr><td colspan="2">单位或家庭住址</td><td colspan="5">高新区凤天路 234 号</td></tr>
<tr><td colspan="2">临床诊断及证型</td><td colspan="5">血虚</td></tr>
<tr><td colspan="7">Rp:
赤参 10g 西红花 3g 益母草 10g 牛膝 9g
桃仁 10g 鸡血藤 5g 甘草 5g
3 剂 每日 1 剂，水煎 400ml
分早晚两次饭后温服</td></tr>
<tr><td>医 师</td><td>许伟</td><td colspan="2">药品金额及收讫章</td><td colspan="3">135.6 元</td></tr>
<tr><td>审核</td><td>李×</td><td>划价</td><td></td><td>调配</td><td></td><td>核对   发药</td></tr>
</table>

处方编号 34

××××××中医院　处 方 笺

费别：公费□自费☑　　NO:20210616066034

科别：中医科　　日期 ：2021 年 6 月 16 日

姓名	赵××	性别	女	年龄	52 周岁
		门诊/住院病历号		202106194	
单位或家庭住址	高新区凤天路 234 号				
临床诊断及证型	不寐，阴阳不和				

Rp:

柴胡 12g　生龙牡各 30g　香附 9g　乌药 9g

合欢皮 12g　炒鸡内金 10g　玉金 9g　党参 9g

白术 15g　枳壳 9g　甘草 5g

7 剂　每日 1 剂，水煎 400ml

分早晚两次饭后温服

医 师	许伟		药品金额及收讫章			235.6 元			
审核	李×	划价		调配		核对		发药	

处方编号 35

××××××中医院　处 方 笺

费别：公费□自费☑　　NO:20210616066035

科别：中医科　　日期 ：2021 年 6 月 16 日

姓名	赵××	性别	女	年龄	18 周岁
		门诊/住院病历号		202106195	
单位或家庭住址	高新区凤天路 234 号				
临床诊断及证型	痤疮，气血不和				

Rp:

柴胡 9g　当归 12g　赤芍 15g　牡丹皮 15g

茯苓 15g　猪苓 12g　泽泻 20g　栝楼 15g

白术 15g　生薏米 15g　生甘草 3g

3 剂　每日 1 剂，水煎 400ml

分早晚两次饭后温服

医 师	许伟		药品金额及收讫章			135.6 元			
审核	李×	划价		调配		核对		发药	

处方编号 36

××××××中医院 处 方 笺

费别：公费□自费☑　　NO:20210616066036

科别：中医科　　日期 ：2021 年 6 月 16 日

姓名	赵××	性别	女	年龄	32 周岁
		门诊/住院病历号	202106196		
单位或家庭住址	高新区凤天路 234 号				
临床诊断及证型	崩漏，脾气虚				

Rp:

红参 12g　炙黄芪 15g　当归 15g　陈皮 12g

柴胡 3g　炒鸡内金 15g　白茅根 30g　地榆 10g

生白术 15g　炙甘草 3g

3 剂　每日 1 剂，水煎 400ml

分早晚两次饭后温服

医 师	许伟	药品金额及收讫章	135.6 元						
审核	李×	划价		调配		核对		发药	

处方编号 37

××××××中医院 处 方 笺

费别：公费□自费☑　　NO:20210616066037

科别：中医科　　日期 ：2021 年 6 月 16 日

姓名	赵××	性别	女	年龄	7 周岁
		门诊/住院病历号	202106197		
单位或家庭住址	高新区凤天路 234 号				
临床诊断及证型	咳嗽，外寒内热				

Rp:

焦山楂 12g　木笔花 9g　白芷 9g　桔梗 9g

全瓜蒌 12g　炒鸡内金 9g　浙贝母 9g　僵蚕 9g

蝉蜕 9g　蒲公英 12g　生甘草 2g

3 剂　每日 1 剂，水煎 400ml

分早晚两次饭后温服

医 师	许伟	药品金额及收讫章	88.6 元						
审核	李×	划价		调配		核对		发药	

处方编号 38

××××××中医院 处 方 笺									
费别：公费□自费☑ NO:20210616066038									
科别：中医科 日期 ：2021 年 6 月 16 日									
姓名	赵××	性别	男	年龄	32 周岁				
		门诊/住院病历号	202106198						
单位或家庭住址	高新区凤天路 234 号								
临床诊断及证型	痞满，痰湿中阻								
Rp： 瓜蒌 12g　茯苓 15g　枳壳 9g　陈皮 12g 黄芩 12g　姜半夏 9g　桔梗 9g　焦山楂 10g 生薏苡仁 15g　葶苈子（包煎）15g　生甘草 3g 3 剂　每日 1 剂，水煎 400ml 分早晚两次饭后温服									
医 师	许伟	药品金额及收讫章	135.6 元						
审核	李×	划价		调配		核对		发药	

处方编号 39

××××××中医院 处 方 笺									
费别：公费□自费☑ NO:20210616066039									
科别：中医科 日期 ：2021 年 6 月 16 日									
姓名	赵××	性别	男	年龄	32 周岁				
		门诊/住院病历号	202106199						
单位或家庭住址	高新区凤天路 234 号								
临床诊断及证型	心悸，胸阳不振								
Rp： 生白术 15g　炒鸡内金 15g　红参（另煎）9g　枳实 9g 薤白 12g　陈皮 12g　姜半夏 9g　干姜 9g 黄芩 12g　炙甘草 3g 3 剂　每日 1 剂，水煎 400ml 分早晚两次饭后温服									
医 师	许伟	药品金额及收讫章	239 元						
审核	李×	划价		调配		核对		发药	

处方编号 40

<table>
<tr><td colspan="8">××××××中医院　处 方 笺
费别：公费□自费☑　　NO:20210616066040
科别：中医科　　日期 ：2021 年 6 月 16 日</td></tr>
<tr><td rowspan="2">姓名</td><td rowspan="2">赵××</td><td>性别</td><td>男</td><td>年龄</td><td colspan="3">32 周岁</td></tr>
<tr><td>门诊/住院病历号</td><td colspan="5">202106200</td></tr>
<tr><td colspan="2">单位或家庭住址</td><td colspan="6">高新区凤天路 234 号</td></tr>
<tr><td colspan="2">临床诊断及证型</td><td colspan="6">瘾疹，风寒束表</td></tr>
<tr><td colspan="8">Rp:
假苏 10g　防风 10g　熟地黄 12g　生甘遂 3g
连翘 9g　薄荷 6g　蝉蜕 6g　牡丹皮 10g
苍耳子 12g　赤芍 10g　甘草 10g
3 剂　每日 1 剂，水煎 400ml
分早晚两次饭后温服</td></tr>
<tr><td>医 师</td><td>许伟</td><td colspan="3">药品金额及收讫章</td><td colspan="3">135.6 元</td></tr>
<tr><td>审核</td><td>李×</td><td>划价</td><td></td><td>调配</td><td></td><td>核对</td><td>发药</td></tr>
</table>

操作方法

参照《处方管理办法》《麻醉药品和精神药品管理条例》《中华人民共和国药典》(2020 版)、《中药处方格式与书写规范》等国家有关法律、法规以及规章、规范的要求，审核中药处方的前记、正文、后记等项目，判断处方的合法性、适宜性、合理性、规范性。如果处方存在问题，请具体注明：如中药别名改写为正名，标注中药并开药名与剂量；写出超剂量毒性中药的正确用量范围与用法；指出配伍禁忌与妊娠禁忌；需特殊煎煮中药的用法。

课程思政融入

1. 弘扬中医药文化，增强文化自信。

2. 针对书写不完整、不规范等问题，强调医师与药师均需要不断强化专业基础知识和技能水平，遵循国家法律法规，服务公众健康，养成良好的职业素养。

3. 通过对“配伍禁忌”“毒性药超剂量使用”等问题的辨识，增强安全用药意识，提高合理用药技能。

评价标准

序号	考核内容与要求	备注
1	按照《处方管理办法》《中药处方格式及书写规范》要求，审核中药处方，指出其不规范之处	

续表

序号	考核内容与要求	备注
2	以《中华人民共和国药典》《2020 版》为依据，找出不规范中药名称，并改写为正名	
3	准确识别中药并开药名，并标注中药正名及剂量	
4	以《中华人民共和国药典》《2020 版》为依据，找出超剂量用药的毒性中药，并写出正确用量范围与用法	
5	以《中华人民共和国药典》《2020 版》为依据，找出处方中的用药禁忌	
6	以《中华人民共和国药典》《2020 版》为依据，标注需要特殊煎煮（处理）的中药	

项目四
中药处方调配

技能目标

1. 掌握中药饮片处方调剂操作规程及要领。

2. 掌握处方应付常规。

学习资料

操作视频见数字资源4-1、4-2、4-3以及《中药调剂技术》第六章。

操作方法

扫一扫

中药饮片调剂要求：选手在规定时间内，按照中药饮片调剂操作规范调配中药处方。按照中药处方调配操作规程，调配三剂中药，参赛选手使用自带戥秤。具体要求见《中药处方调配评分表》。要求操作规范，调配正确，剂量准确，调配速度。

（1）准备有序：调剂前准备，包括着装、验戥、上台纸、检查戥称是否洁净、台面清洁等。

（2）规范操作：包括审方、分剂量、调配、药物特殊处理、复核、签名、包包、清场等。

（3）准确称量：称量要求准确，包括单剂和三剂重量误差。

（4）熟练快捷：包括动作熟练、完成时间等。

（5）发药交待：核对患者姓名，双手递药，礼貌用语，交待清楚煎煮方法，重点介绍需特殊处理中药的煎煮方法及注意事项。

程序：熟悉药斗→调剂前准备→抽取处方（开始计时）→调配→包包→

报告完毕（计时结束）→发药→清场。开始计时以裁判口令为准。

注意事项

实验操作注意事项：

1.准备

（1）工作服应洁净，衣扣扣好，不得不扣衣扣。

（2）工作帽应戴好，头发不得露在帽外。

（3）双手洁净，不留长指甲，手上不得戴有首饰。

（4）清洁冲筒和调剂台的抹布不能是同一块。

2.调配

（1）审方过程明显，视线需在处方上面扫视。

（2）持戥姿势正确，左手持戥，虎口朝上；举戥齐眉，戥杆与视线保持水平。

（3）右手抓药，不能用戥盘抄药。

（4）需特殊处理的中药，要注明药名和煎药方法。

3.清场

戥秤清洁并复原（戥砣放戥盘内），冲筒清洁并复原，调剂台用布擦干净，用品归位（与开始使用时保持一致）。

4.发药介绍

礼貌服务，核对患者姓名，双手递药；简单明了地交待清楚煎煮方法，重点介绍需特殊处理中药的煎煮方法及注意事项。

评价标准

（1）准备有序：调剂前准备，包括着装、验戥、检查戥秤及冲筒是否洁净、台面清洁等。

（2）规范操作：包括审方、上台纸、分剂量、调配、药物特殊处理、复核、签名、包包、捆扎、清场等。

（3）准确称量：称量要求准确，包括单剂和三剂总重量误差。

（4）熟练快捷：包括动作熟练、饮片摆放标准、完成时间等。

（5）发药交待：核对患者姓名，双手递药，礼貌用语，交待清楚煎煮方法，重点介绍需特殊处理中药的煎煮方法及注意事项。

中药处方调配评分表

项目	考核要求与评分标准	分值	得分
准备	衣帽洁净，双手洁净不留长指甲。检查戥秤、冲筒等工具是否洁净，清洁调剂台（每项1分）	5	

续表

<table>
<tr><th>项目</th><th colspan="4">考核要求与评分标准</th><th>分值</th><th>得分</th></tr>
<tr><td rowspan="7">调配</td><td colspan="4">收方,计时开始(以裁判口令为准)
校对戥秤(可在准备时完成。3分)</td><td>3</td><td></td></tr>
<tr><td colspan="4">审方(审方过程明显2分),审方后上台纸(1分)</td><td>3</td><td></td></tr>
<tr><td colspan="4">持戥姿势正确(3分)。逐剂回戥(5分)</td><td>8</td><td></td></tr>
<tr><td colspan="4">按序调配、单味分列、无混杂、无散落、无遗漏、无错配(不按序调配扣5分;称量排放顺序混乱扣4分;药物混杂扣2分;药物撒在台面上未拣回扣2分;药物撒在地上扣2分)</td><td>15</td><td></td></tr>
<tr><td colspan="4">正确处理“需特殊处理的中药”
(特殊处理错误或未单包;未注明或标注错误,每个扣5分)</td><td>10</td><td></td></tr>
<tr><td colspan="4">逐味复查:逐味看方对药,认真核对</td><td>4</td><td></td></tr>
<tr><td colspan="4">处方签名:签名正确</td><td>3</td><td></td></tr>
<tr><td>包装捆扎</td><td colspan="4">动作熟练,包扎牢固无漏药,包形美观,捆扎结实,患者姓名朝上将处方捆于包上(每项2分),报告调配完毕,计时结束</td><td>10</td><td></td></tr>
<tr><td>发药介绍</td><td colspan="4">核对患者姓名(1分),双手递药,礼貌服务(2分);交代清楚,重点交待需特殊处理中药的煎煮方法(2分)</td><td>5</td><td></td></tr>
<tr><td>清场</td><td colspan="4">清洁戥秤复原(戥砣放戥盘内),清洁冲筒,清洁调剂台,工具摆放整齐(每项1分)</td><td>4</td><td></td></tr>
<tr><td rowspan="3">三剂总量误差率</td><td>≤±1.0%</td><td>10分</td><td>±(1.1%~2.0%)</td><td>8分</td><td rowspan="3">10</td><td rowspan="3"></td></tr>
<tr><td>±(2.1%~3.0%)</td><td>6分</td><td>±(3.1%~4.0%)</td><td>4分</td></tr>
<tr><td>±(4.1%~5.0%)</td><td>2分</td><td>>±5.0%</td><td>0分</td></tr>
<tr><td rowspan="3">单剂最大误差率</td><td>≤±1.0%</td><td>10分</td><td>±(1.1%~2.0%)</td><td>8分</td><td rowspan="3">10</td><td rowspan="3"></td></tr>
<tr><td>±(2.1%~3.0%)</td><td>6分</td><td>±(3.1%~4.0%)</td><td>4分</td></tr>
<tr><td>±(4.1%~5.0%)</td><td>2分</td><td>>±5.0%</td><td>0分</td></tr>
</table>

续表

项目	考核要求与评分标准				分值	得分
调配时间	≤13 分钟	10 分	13.1～14 分钟	6 分	10	
	14.1～15 分钟	3 分	＞15 分钟	0 分		
注：按 35％计入成绩				合 计	100	
否决项	配错药、缺味或多配药，整个中药处方调剂操作 0 分					

项目五
中成药介绍

任务一　辨证荐药

技能目标

能根据患者的临床症状，辨别其疾病证型，确定治法，推荐合适的中成药治疗。

典型案例

辨证荐药有笔试和情景模拟两种形式。

一、笔试（题目分为若干组，每组题目基于同一个临床情景、病例、实例或者案例展开。每题的备选项中，只有1个最符合题意。）

典型案例1：某男，32岁，症见恶寒重，发热轻，无汗，头痛，鼻塞，鼻流清涕，喷嚏，咳嗽，咽部不红，舌淡红，苔薄白，脉浮紧。

1. 中医辨证为（　　）

A. 风寒感冒　B. 风热感冒　C. 体虚感冒　D. 风寒头痛

2. 根据辨证结果，应采取的治法为（　　）

A. 辛凉解表，宣肺清热　B. 辛温解表，宣肺散寒

C. 益气解表　D. 补脾益气

3. 根据应采取的治法，宜选用的中成药是（　　）

A. 双黄连口服液　B. 感冒退热颗粒

C. 四季感冒片　D. 玉屏风颗粒

典型案例2：某女，60岁，症见反复感冒，病程较长，发热，恶风寒，无汗或有汗，少气懒言，神疲乏力，舌淡苔白，脉浮无力。

1. 中医辨证为（　　）

A. 风寒感冒　B. 风热感冒　C. 体虚感冒　D. 风寒头痛

2. 根据辨证结果，应采取的治法为（　　）

A. 辛温解表，宣肺散寒　B. 辛凉解表，宣肺清热

C. 益气解表　D. 补脾益气

3. 根据应采取的治法，宜选用的中成药是（　　）

A. 四季感冒片　B. 感冒退热颗粒

C. 感冒清热颗粒　D. 玉屏风颗粒

典型案例3：某女，58岁，症见咳嗽声重，痰稀色白，口不渴，恶寒，发热，无汗，头痛，舌苔薄白，脉浮紧。

1. 中医辨证为（　　）

A. 风寒犯肺　B. 痰热壅肺　C. 痰湿阻肺　D. 燥邪伤肺

2. 根据辨证结果，应采取的治法为（　　）

A. 清凉润肺　B. 清热化痰肃肺

C. 燥湿化痰　D. 疏散风寒，宣肺解表

3. 根据应采取的治法，宜选用的中成药是（　　）

A. 二母宁嗽丸　B. 清气化痰丸

C. 桂龙咳喘宁胶囊　D. 苏子降气丸

典型案例4：某女，60岁，症见心胸隐痛时作，心悸气短，动则益甚，倦怠易出汗。舌淡胖有齿痕，脉虚细缓或结代。

1. 中医辨证为（　　）

A. 心肾阴虚　B. 气滞心胸　C. 气阴两虚　D. 心肾阳虚

2. 根据辨证结果，应采取的治法为（　　）

A. 益气养阴，活血通脉　B. 疏肝理气，活血通络

C. 滋阴清火，养心和络　D. 温补阳气，振奋心阳

3. 根据应采取的治法，宜选用的中成药是（　　）

A. 六味地黄丸　B. 麝香保心丸　C. 生脉饮　D. 参附强心丸

典型案例5：某女，48岁，症见心烦不寐，入睡困难，心悸多梦，头晕耳鸣，健忘，腰膝酸软，潮热盗汗，五心烦热，口燥咽干，舌红少苔，脉细数。

1. 中医辨证为（　　）

A. 心火炽盛　B. 肝郁化火　C. 阴虚火旺　D. 心脾两虚

2. 根据辨证结果，应采取的治法为（　　）

A. 清心泻火，宁心安神　　B. 疏肝泻火，镇心安神

C. 滋阴降火，交通心肾　　D. 补益心脾，养血安神

3. 根据应采取的治法，宜选用的中成药是（　　）

A. 朱砂安神丸　　B. 解郁安神颗粒

C. 归脾丸　　D. 天王补心丸

典型案例 6：某女，72 岁，症见胃痛隐隐，绵绵不休，喜温喜按，空腹痛甚，食后痛减，大便溏薄，呕吐清水，纳呆，神疲乏力，甚则手足不温。舌淡苔白，脉虚弱或迟缓。

1. 中医辨证为（　　）

A. 寒邪客胃　　B. 肝气犯胃　　C. 食滞胃痛　　D. 脾胃虚寒

2. 根据辨证结果，应采取的治法为（　　）

A. 温中散寒，和胃止痛　　B. 疏肝理气，和胃止痛

C. 温中健脾　　D. 导滞和胃

3. 根据应采取的治法，宜选用的中成药是（　　）

A. 良附丸　　B. 小建中合剂　　C. 保和丸　　D. 越鞠丸

典型案例 7：某男，58 岁，症见黎明之前脐腹作痛，肠鸣即泻，完谷不化，泻后即安，小腹冷痛，形寒肢冷，腰膝酸软。舌淡苔白，脉沉细。

1. 中医辨证为（　　）

A. 湿热泄泻　　B. 脾胃虚弱　　C. 肾阳虚衰　　D. 肝气郁结

2. 根据辨证结果，应采取的治法为（　　）

A. 清热燥湿，行气止痛　　B. 健脾益气，化湿止泻

C. 疏肝理气　　D. 温肾健脾，固涩止泻

3. 根据应采取的治法，宜选用的中成药是（　　）

A. 固本益肠片　　B. 人参健脾丸　　C. 复方黄连素片　D. 肠炎宁片

典型案例 8：某男，24 岁，症见头痛，起病较急，痛连项背，常有拘急收紧感，遇风加重，恶风畏寒，常喜裹头。舌苔薄白，脉浮紧。

1. 中医辨证为（　　）

A. 风寒头痛　　B. 风热头痛　　C. 风湿头痛　　D. 肝阳头痛

2. 根据辨证结果，应采取的治法为（　　）

A. 祛风渗湿　　B. 疏散清热

C. 疏散风寒　　D. 平肝潜阳息风

3. 根据应采取的治法，宜选用的中成药是（　　）

A. 正天丸　　B. 芎菊上清片

C. 九味羌活颗粒　　D. 川芎茶调散

典型案例 9：某女，23 岁，症见小便频数短涩，灼热刺痛，溺色黄赤，

少腹拘急胀痛，寒热，口苦，呕恶，腰痛拒按，大便秘结。苔滑腻，脉滑数。

1. 中医辨证为（　　）

A. 热淋　　B. 劳淋　　C. 石淋　　D. 气淋

2. 根据辨证结果，应采取的治法为（　　）

A. 清热利湿通淋　　B. 清热利湿，排石通淋

C. 补脾益肾　　D. 健脾益气

3. 根据应采取的治法，宜选用的中成药是（　　）

A. 复方金钱草颗粒　　B. 三金片

C. 癃闭舒胶囊　　D. 补中益气丸

典型案例 10：某女，45 岁，症见头痛如裹，肢体困重，胸闷纳呆，小便不利，大便稀溏。舌淡苔白腻，脉濡。

1. 中医辨证为（　　）

A. 风寒头痛　　B. 风湿头痛　　C. 肝阳头痛　　D. 瘀血头痛

2. 根据辨证结果，应采取的治法为（　　）

A. 祛风渗湿　　B. 平肝潜阳息风

C. 疏风散寒　　D. 活血化瘀，通窍止痛

3. 根据应采取的治法，宜选用的中成药是（　　）

A. 通天口服液　　B. 九味羌活颗粒

C. 川芎茶调丸　　D. 正天丸

典型案例 11：某女，65 岁，症见肢体关节疼痛较剧，有肿胀，痛有定处，重着，活动不便，肌肤麻木不仁。苔白腻，脉濡缓。

1. 中医辨证为（　　）

A. 行痹　　B. 尪痹　　C. 痛痹　　D. 着痹

2. 根据辨证结果，应采取的治法为（　　）

A. 补肾驱寒　　B. 温经散寒，祛风除湿

C. 祛湿通络，祛风散寒　　D. 祛风通络，散寒除湿

3. 根据应采取的治法，宜选用的中成药是（　　）

A. 天麻丸　　B. 再造丸　　C. 二妙丸　　D. 跌打丸

典型案例 12：某女，49 岁，症见腰膝酸软，形寒肢冷，下肢尤甚，五更泄泻，完谷不化，小便频数而清长，舌淡苔白，脉沉细。

1. 中医辨证为（　　）

A. 脾肾阳虚　　B. 肾阴虚　　C. 肝肾阴虚　　D. 肺肾阳虚

2. 根据辨证结果，应采取的治法为（　　）

A. 滋补肾阴　　B. 温补脾肾　　C. 滋肾养肝　　D. 温补肾阳

3. 根据应采取的治法，宜选用的中成药是（　　）

A. 桂附地黄丸　B. 大补阴丸　　C. 六味地黄丸　D. 固本益肠片

典型案例 13：某男，17 岁，症见皮疹发于颜面部，面部粟疹累累，色红，疼痛，有脓疱，痒痛相兼，伴口干口渴、便干尿黄。舌红，苔薄黄，脉浮数。

1. 中医辨证为（　　）

A. 胃肠湿热　　B. 痰湿瘀滞　　C. 肺经风热　　D. 气滞血瘀

2. 根据辨证结果，应采取的治法为（　　）

A. 疏风清肺　　　　B. 清热除湿解毒

C. 活血化瘀　　　　D. 除湿化痰，活血散结

3. 根据应采取的治法，宜选用的中成药是（　　）

A. 防风通圣丸　　　　B. 黄连上清丸

C. 当归苦参丸　　　　D. 连翘败毒丸

典型案例 14：某男，35 岁，患有内痔一年余，现症见便血色鲜，量较多，痔核脱出，肿胀疼痛，可自行回缩，肛门灼热。小便黄，舌红，苔薄黄腻，脉弦数。

1. 中医辨证为（　　）

A. 肠风下血　　B. 湿热下注　　C. 气滞血瘀　　D. 脾虚气陷

2. 根据辨证结果，应采取的治法为（　　）

A. 清热利湿止血　　　　B. 理气祛风活血

C. 补气升阳举陷　　　　D. 清肠疏风，凉血止血

3. 根据应采取的治法，宜选用的中成药是（　　）

A. 补中益气丸　　　　B. 消痔软膏

C. 马应龙麝香痔疮膏　　　　D. 地榆槐角丸

典型案例 15：某女，39 岁，症见经期提前，量多或少，经色紫红，质稠有块，经前乳房、胸胁、少腹胀痛，烦躁易怒，口苦咽干，善叹息，小便短赤，大便干。舌红，苔黄，脉弦数。

1. 中医辨证为（　　）

A. 脾气虚　　B. 肾气虚　　C. 肝郁化热　　D. 气滞血瘀

2. 根据辨证结果，应采取的治法为（　　）

A. 补肾益气，固冲调经　　　　B. 疏肝解郁，清热调经

C. 补脾益气，固冲调经　　　　D. 活血行气，化瘀止痛

3. 根据应采取的治法，宜选用的中成药是（　　）

A. 加味逍遥丸　B. 调经丸　　C. 六味地黄丸　D. 补中益气丸

典型案例 16：某女，35 岁，症见带下量多，色黄如脓，黏稠，臭秽，阴部瘙痒，胸闷心烦，口苦咽干，纳食较差，少腹作痛，腰骶酸痛，小便短

赤。舌红，苔黄腻，脉濡数。

1. 中医辨证为（　　）

A. 肾虚带下　B. 脾虚湿盛　C. 湿热下注　D. 脾肾阳虚

2. 根据辨证结果，应采取的治法为（　　）

A. 健脾益气，除湿止带　B. 清热解毒，利湿止带

C. 温肾益气，涩精止带　D. 温肾壮阳，健脾益气

3. 根据应采取的治法，宜选用的中成药是（　　）

A. 妇宝颗粒　B. 妇宁康片　C. 除湿白带丸　D. 妇科千金片

典型案例 17： 某女，5 岁，症见食欲不振，甚至厌恶进食，食少而无味，多食或强迫进食可见脘腹饱胀，形体略瘦，面色欠华，精神良好。苔薄白或薄白腻，脉尚有力。

1. 中医辨证为（　　）

A. 脾胃气虚　B. 胃阴不足　C. 脾虚夹积　D. 脾运失健

2. 根据辨证结果，应采取的治法为（　　）

A. 滋脾养胃，佐以助运　B. 健脾益气，佐以助运

C. 调和脾胃，运脾开胃　D. 健脾助运，消食化积

3. 根据应采取的治法，宜选用的中成药是（　　）

A. 枳术丸　B. 健胃消食片　C. 参苓白术丸　D. 儿宝颗粒

典型案例 18： 某女，65 岁，症见口舌生疮，溃疡面色白，周围不红，数量少，疼痛较轻，久治不愈。伴四肢不温，口干喜热饮，腰背酸痛，尿频清长，大便溏。舌淡苔白腻，脉沉迟。

1. 中医辨证为（　　）

A. 脾肾阳虚　B. 心脾积热　C. 脾胃虚弱　D. 火毒上攻

2. 根据辨证结果，应采取的治法为（　　）

A. 补中益气，健脾化湿　B. 温补脾肾，引火归原

C. 清心泻脾，消肿止痛　D. 泄热解毒，消肿止痛

3. 根据应采取的治法，宜选用的中成药是（　　）

A. 牛黄解毒片　B. 补中益气丸

C. 板蓝根颗粒　D. 桂附地黄丸

二、情景模拟

（一）背景资料（考场准备）

1. 模拟药房（店）。

2. 药架上所有陈列药品要覆盖其功能主治、禁忌及注意事项等关键信息。

3. 角色扮演。裁判员扮演患者，考生扮演药师。患者（裁判员）咨询，

药师（考生）回答。

（二）案例

案例一

礼貌迎客：您好，请问有什么可以帮您的？

患者：药师，你好！我最近感冒挺长时间了，好了，没过多久又感冒，反反复复，我这两天又觉得不舒服，没力气，话都不想多说。请问，我患的是什么病证？

★考生咨询可补充的症状：神疲乏力，舌淡苔白，脉浮无力。（这部分补充可无。）

药师：您得的是体虚感冒（气虚感冒）。

患者：请给我推荐一种治疗药物。

药师：我向您推荐玉屏风口服液。（在药架陈列的药品中推荐，可有多种正确选项。）

患者：请问玉屏风口服液的功能是什么？

药师：玉屏风口服液的功能是益气，固表，止汗。

礼貌送客：请慢走，祝您早日康复！

案例二

礼貌迎客：您好，请问有什么可以帮您的？

患者：药师，你好！我最近心胸隐隐作痛，心悸气短，一动更严重，倦怠易出汗，舌上还有齿痕。请问，我患的是什么病证？

药师：您得的是气阴两虚型胸痹。

患者：请给我推荐一种治疗药物。

药师：我向您推荐生脉饮。（在药架陈列的药品中推荐，可有多种正确选项。）

患者：请问生脉饮的功能是什么？

药师：生脉饮的功能是益气复脉，养阴生津。

患者：请问有什么注意事项吗？

药师：没有特别注意事项。

礼貌送客：请慢走，祝您早日康复！

案例三

礼貌迎客：您好，请问有什么可以帮您的？

患者：药师，你好！我心里烦躁，入睡困难，心悸多梦，头晕耳鸣，健忘，腰膝酸软，潮热盗汗，手心、脚心发热，口燥咽干。请问，我患的是什么病证？

★考生咨询可补充的症状：舌红少苔，脉细数。（这部分补充可无。）

药师：您得的是阴虚火旺型不寐。

患者：请给我推荐一种治疗药物。

药师：我向您推荐天王补心丸。（在药架陈列的药品中推荐，可有多种正确选项。）

患者：请问天王补心丸的功能是什么？

药师：天王补心丸的功能是滋阴养血，补心安神。

礼貌送客：请慢走，祝您早日康复！

案例四

礼貌迎客：您好，请问有什么可以帮您的？

患者：药师，你好！我这几天胃部一直隐隐疼痛，吃东西后会稍微好点，不过胃口也不好，大便不成形，人也觉得疲倦乏力。请问，我患的是什么病证？

★考生咨询可补充的症状：空腹痛甚，食后痛减，呕吐清水，甚则手足不温。舌淡苔白，脉虚弱或迟缓。（这部分补充可无。）

药师：您得的是脾胃虚寒型胃痛。

患者：请给我推荐一种治疗药物。

药师：我向您推荐小建中合剂。（在药架陈列的药品中推荐，可有多种正确选项。）

患者：请问小建中合剂的功能是什么？

药师：小建中合剂的功能是温中补虚，缓急止痛。

礼貌送客：请慢走，祝您早日康复！

案例五

礼貌迎客：您好，请问有什么可以帮您的？

患者：药师，你好！我昨天去长江边游玩，现在头痛得厉害，连带着脖子、背部也疼，现在一吹风感觉更严重，怕冷。请问，我患的是什么病证？

★考生咨询可补充的症状：常喜裹头。舌苔薄白，脉浮紧。（这部分补充可无。）

药师：您得的是风寒头痛。

患者：请给我推荐一种治疗药物。

药师：我向您推荐川芎茶调散。（在药架陈列的药品中推荐，可有多种正确选项。）

患者：请问川芎茶调散的功能是什么？

药师：川芎茶调散的功能是疏风止痛。

患者：请问有什么注意事项吗？

药师：孕妇慎服。（根据患者年龄、性别回答。）

礼貌送客：请慢走，祝您早日康复！

案例六

礼貌迎客：您好，请问有什么可以帮您的？

患者：药师，你好！我这几天一直头痛，现在感觉头晕胀痛，两侧比较严重，心烦容易发脾气，晚上睡眠也不好，嘴里面发苦，脸也红，胁痛。舌红苔黄。请问，我患的是什么病证？

药师：您得的是肝阳头痛。

患者：请给我推荐一种治疗药物。

药师：我向您推荐正天丸。（在药架陈列的药品中推荐，可有多种正确选项。）

患者：请问正天丸的功能是什么？

药师：正天丸的功能是疏风活血，养血平肝，通络止痛。

患者：请问有什么注意事项吗？

药师：用药期间注意血压监测；孕妇慎用；宜饭后服用；有心脏病史，用药期间注意监测心律情况。

礼貌送客：请慢走，祝您早日康复！

案例七

礼貌迎客：您好，请问有什么可以帮您的？

患者：药师，你好！我很长一段时间总是关节部位肌肉酸痛，痛的部位还不固定，有时这里痛，有时那里痛，活动也不利索，刚开始的时候还有点怕风发热。请问，我患的是什么病证？

★考生咨询可补充的症状：舌苔薄白，脉浮缓。（这部分补充可无。）

药师：您得的是行痹。

患者：请给我推荐一种治疗药物。

药师：我向您推荐木瓜丸。（在药架陈列的药品中推荐，可有多种正确选项。）

患者：请问木瓜丸的功能是什么？

药师：木瓜丸的功能是祛风散寒，除湿通络。

患者：请问有什么注意事项吗？（没有特别注意事项可不设此问。）

药师：孕妇禁用。（根据患者年龄、性别回答。）

礼貌送客：请慢走，祝您早日康复！

案例八

礼貌迎客：您好，请问有什么可以帮您的？

患者：药师，你好！我半年以来总是腰膝酸软，双脚无力，眩晕耳鸣，失眠健忘，口燥咽干，体重下降，潮热盗汗，午后颧红，舌红少津。请问，我患的是什么病证？

药师：您得的是肾阴虚型虚劳。

患者：请给我推荐一种治疗药物。

药师：我向您推荐六味地黄丸。（在药架陈列的药品中推荐，可有多种正确选项。）

患者：请问六味地黄丸的功能是什么？

药师：六味地黄丸的功能是滋阴补肾。

患者：请问有什么注意事项吗？（没有特别注意事项可不设此问。）

药师：没有特别注意事项。

礼貌送客：请慢走，祝您早日康复！

案例九

礼貌迎客：您好，请问有什么可以帮您的？

患者：药师，你好！我一年多以来面部、胸背部皮肤比较油腻，皮疹红肿疼痛，痒得难受，还伴有口唇干裂、口臭、大便干燥不易排出，小便量少还红，舌红苔黄腻。请问，我患的是什么病证？

★考生咨询可补充的内容：常因饮食不洁，偏嗜辛辣肥甘、油腻腥发之品所致，脉滑数。（这部分补充可无。）

药师：您得的是胃肠湿热型痤疮。

患者：请给我推荐一种治疗药物。

药师：我向您推荐防风通圣丸。（在药架陈列的药品中推荐，可有多种正确选项。）

患者：请问防风通圣丸的功能是什么？

药师：防风通圣丸的功能是解表通里，清热解毒。

患者：请问有什么注意事项吗？（没有特别注意事项可不设此问。）

药师：孕妇慎用。（根据患者年龄、性别回答。）

礼貌送客：请慢走，祝您早日康复！

案例十

礼貌迎客：您好，请问有什么可以帮您的？

患者：药师，你好！我这几个月总是大便带血，颜色淡红，感觉有什么东西从肛门里面出来一样；脸色也不好，总是感觉疲倦无力，也不想说话，吃的也不多，大便稀薄，舌淡，苔薄白。请问，我患的是什么病证？

药师：您得的是脾虚气陷型痔疮。

患者：请给我推荐一种治疗药物。

药师：我向您推荐补中益气丸。（在药架陈列的药品中推荐，可有多种正确选项。）

患者：请问补中益气丸的功能是什么？

药师：补中益气丸的功能是补中益气，升阳举陷。

患者：请问有什么注意事项吗？（没有特别注意事项可不设此问。）

药师：没有特别注意事项。

礼貌送客：请慢走，祝您早日康复！

案例十一

礼貌迎客：您好，请问有什么可以帮您的？

患者：药师，你好！我半年以来例假总是往后推迟 10 天左右，量也不多，颜色黯淡，还总是觉得腰酸腿软，头晕，耳朵嗡嗡响，脸色也发暗。请问，我患的是什么病证？

★考生咨询可补充的症状：月经质地清稀，带下清稀如水，舌淡黯，苔薄白。（这部分补充可无。）

药师：您得的是肾虚血少型月经后期。

患者：请给我推荐一种治疗药物。

药师：我向您推荐乌鸡白凤丸。（在药架陈列的药品中推荐，可有多种正确选项。）

患者：请问乌鸡白凤丸的功能是什么？

药师：乌鸡白凤丸的功能是补气养血，调经止带。

患者：请问有什么注意事项吗？（没有特别注意事项可不设此问。）

药师：没有特别注意事项。

礼貌送客：请慢走，祝您早日康复！

案例十二

礼貌迎客：您好，请问有什么可以帮您的？

患者：药师，你好！我一年多以来例假总是不该来的时候就来了，量还特别多，淋沥不断，色淡质稀，整个人少气无力，也不想说话，食欲不振，手脚不温，有时还会出现面部和四肢水肿，面色发黄。舌淡胖，苔薄白。请问，我患的是什么病证？

药师：您得的是脾不统血型崩漏。

患者：请给我推荐一种治疗药物。

药师：我向您推荐归脾丸。（在药架陈列的药品中推荐，可有多种正确选项。）

患者：请问归脾丸的功能是什么？

药师：归脾丸的功能是益气健脾，养血安神。

礼貌送客：请慢走，祝您早日康复！

案例十三

礼貌迎客：您好，请问有什么可以帮您的？

患者：药师，你好！我家儿子4岁了，半个多月来总是不想吃饭，精神也不好，不想说话，面色萎黄，大便稀溏，夹有不消化食物，舌质淡，苔薄白。请问，我家孩子患的是什么病证？

药师：您家孩子得的是脾胃气虚型厌食。

患者：请给我家孩子推荐一种治疗药物。

药师：我给您家孩子推荐启脾丸。（在药架陈列的药品中推荐，可有多种正确选项。）

患者：请问启脾丸的功能是什么？

药师：启脾丸的功能是健脾和胃。

患者：请问有什么注意事项吗？（没有特别注意事项可不设此问。）

药师：服药期间忌食生冷、油腻之品。

礼貌送客：请慢走，祝您的小孩早日康复！

案例十四

礼貌迎客：您好，请问有什么可以帮您的？

患者：药师，你好！我这一段时间总感觉嗓子眼有东西，干燥灼热，有点痛，还有点痒，干咳少痰，有时痰中带血丝，两颧骨处发红，潮热，耳鸣，晚上睡觉老做梦，舌红少津。请问，我患的是什么病证？

药师：您得的是虚火上炎型咽喉肿痛。

患者：请给我推荐一种治疗药物。

药师：我向您推荐金果饮。（在药架陈列的药品中推荐，可有多种正确选项。）

患者： 请问金果饮的功能是什么？

药师： 金果饮的功能是养阴生津，清热利咽。

患者： 请问有什么注意事项吗？（没有特别注意事项可不设此问。）

药师： 服药期间忌食辛辣、油腻、厚味食物。

礼貌送客： 请慢走，祝您早日康复！

案例十五

礼貌迎客： 您好，请问有什么可以帮您的？

患者： 药师，您好！我女儿28岁，最近一段时间出现白带量多、色黄黏稠有臭味，伴阴部瘙痒，孩子每天因此烦躁不舒，伴口苦咽干，她吃了6天的逍遥丸，效果不好。请问她用药对吗？

药师： 她用药不对。

患者： 为什么不对？

药师： 根据您女儿的临床表现，孩子患的是带下病，治宜清热利湿，理气活血，逍遥丸的作用是疏肝健脾，养血调经，适用于肝郁脾虚所致的郁闷不舒、胸胁胀痛、食欲减退、月经不调。药不对证。

★可提示：她患的是什么证？怎么治？

★如果选手没有回答逍遥丸的功能主治，询问：请问逍遥丸功能主治是什么？

患者： 请您给她推荐一种合适的治疗药物。

药师： 我向她推荐妇炎康片。

患者： 请问妇炎康片的功能是什么？

药师： 妇炎康片的功能是清热利湿，理气活血，散结消肿。

礼貌送客： 请慢走，祝您女儿早日康复！

案例十六

礼貌迎客： 您好，请问有什么可以帮您的？

患者： 药师，你好！我最近失眠，前段时间因为生了气，所以连续几天晚上都睡不着。晚上睡着了就容易做梦，急躁易怒，头晕头胀，目赤耳鸣，小便短赤，大便干燥。请问，我患的是什么病证？

★考生咨询可补充的症状：口干口苦，舌红苔黄，脉弦而数。（这部分补充可无。）

药师： 您得的是不寐（肝郁化火型）。

患者： 请给我推荐一种治疗药物。

药师： 我向您推荐解郁安神颗粒。（在药架陈列的药品中推荐，可有多种正确选项。）

患者：请问解郁安神颗粒的功能是什么？

药师：解郁安神颗粒的功能是舒肝解郁，安神定志。

礼貌送客：请慢走，祝您早日康复！

案例十七

礼貌迎客：您好，请问有什么可以帮您的？

患者：药师，你好！我这几天胃部一直疼痛，痛得不敢按，打嗝反酸，还呕吐出了一些没消化的食物，味道很难闻，排便也不爽快。请问，我患的是什么病证？

★考生咨询可补充的症状：吐食或矢气后痛减，或大便不爽。苔厚腻，脉滑。（这部分补充可无。）

药师：您得的是胃脘痛（食滞胃痛）或伤食。

患者：请给我推荐一种治疗药物。

药师：我向您推荐保和丸。（在药架陈列的药品中推荐，可有多种正确选项。）

患者：请问保和丸的功能是什么？

药师：保和丸的功能是消食，导滞，和胃。

礼貌送客：请慢走，祝您早日康复！

案例十八

礼貌迎客：您好，请问有什么可以帮您的？

患者：药师，你好！我大便难解有两三个月了，常常四五天一解，粪质干、量少，最近一段时间家中琐事频频，心里甚是烦躁，两侧胸胁也感不适，腹部胀痛，也不想吃饭。请问，我患的是什么病证？

★考生咨询可补充的症状：嗳气频作，舌苔薄腻，脉弦。（这部分补充可无。）

药师：您得的是肝脾气郁型便秘。

患者：请给我推荐一种治疗药物。

药师：我向您推荐当归龙荟丸。（在药架陈列的药品中推荐，可有多种正确选项。）

患者：请问当归龙荟丸的功能是什么？

药师：当归龙荟丸的功能是泻火通便。

礼貌送客：请慢走，祝您早日康复！

任务二　用药咨询

技能目标

能对患者进行合理用药指导。

典型案例

用药咨询有笔试和情景模拟两种形式。

一、笔试（每题有 4 个备选项，其中只有 1 个最符合题意。）

1. 某男，17 岁，症见恶寒重，发热轻，无汗，头身疼痛，鼻塞，流清鼻涕，咳嗽，口不渴，舌苔薄白，脉浮紧。有人向其推荐用感冒清热颗粒治疗，患者咨询：可以用吗？下列回答正确的是（　　）

A. 可以用。因为患者证属风寒束表证，感冒清热颗粒具有疏风散寒、解表清热的作用，药证相符。

B. 可以用。因为患者证属暑湿感冒证，感冒清热颗粒具有疏风散寒、解表清热的作用，药证相符。

C. 不能用。因为患者证属气虚感冒，感冒清热颗粒具有疏风散寒、解表清热的作用，药证不符。

D. 不能用。因为患者证属阴虚感冒，感冒清热颗粒适用于治疗暑湿感冒证。

2. 某女，50 岁，症见咳嗽声重，咳痰稀薄色白，常伴恶寒发热、鼻塞、流清涕、头痛、肢体酸痛等症，舌苔薄白，脉浮紧。有人向其推荐用通宣理肺丸治疗，患者咨询：可以用吗？下列回答正确的是（　　）

A. 可以用。因为患者证属风热犯肺证，通宣理肺丸具有解表散寒、宣肺止咳的作用，药证相符。

B. 可以用。因为患者证属风寒袭肺证，通宣理肺丸具有解表散寒、宣肺止咳的作用，药证相符。

C. 不能用。因为患者证属痰湿阻肺证，通宣理肺丸具有解表散寒、宣肺止咳的作用，药证不符。

D. 不能用。因为患者证属风寒袭肺证，通宣理肺丸适用于治疗肺肾阴虚型咳嗽。

3. 某男，26 岁，来药店咨询药师，自述：两天前同学聚会，喝酒抽烟、食用过多辛辣之物后，继而出现目赤肿痛，咽喉肿痛，牙龈肿痛，口舌生疮，心烦口渴，大便干结，小便短赤。有人向其推荐用三黄片治疗，患者咨

询：可以用吗？下列回答正确的是（　　）

A. 可以用。因为患者证属三焦实火证，三黄片具有清热解毒、泻火通便的功能，药证相符。

B. 可以用。因为患者证属三焦实火证，三黄片具有清肝胆、利湿热的功能，药证相符。

C. 不能用。因为患者证属肝胆湿热证，三黄片具有清热解毒、泻火通便的功能，药证不符。

D. 不能用。因为患者证属三焦实火证，三黄片适用于治疗肝胆湿热，药证不符。

4. 某女，56 岁，症见胃脘疼痛，胀满不消，疼痛拒按，嗳腐吞酸，伴呕吐不消化食物，吐后痛减，不思饮食，夜卧不安，大便不爽，得矢气及便后稍舒，舌苔厚腻，脉滑。有人向其推荐用香砂枳术丸治疗，患者咨询：可以用吗？下列回答正确的是（　　）

A. 可以用。因为患者证属脾虚气滞导致的胃脘疼痛，香砂枳术丸具有健脾开胃、行气消痞的功能，药证相符。

B. 可以用。因为患者证属急性寒湿泄泻，香砂枳术丸具有健脾开胃、行气消痞的功能，药证相符。

C. 不能用。因为患者证属饮食停滞证，香砂枳术丸具有健脾开胃、行气消痞的功能，药证不符。

D. 不能用。因为患者证属急性寒湿泄泻，香砂枳术丸适用于治疗脾胃虚寒泄泻。

5. 患者，男，68 岁，来药店购药，自述前 2 天因天气转凉不慎感受风寒，发热恶寒、咳嗽、鼻塞流涕、头痛、肢体酸痛，服用通宣理肺丸 3 天了。现在老年性关节炎又复发了，想购买大活络丸。患者咨询：通宣理肺丸和大活络丸能否同时服用？下列回答正确的是（　　）

A. 可以。通宣理肺丸适用于风寒束表、肺气不宣所致的感冒咳嗽，大活络丸适用于风寒湿痹。两药可以同用。

B. 可以。通宣理肺丸适用于外感风寒、水饮内停证，大活络丸用于风寒湿痹。两药可以同用。

C. 不可以。大活络丸组方中含有草乌，通宣理肺丸组方中含有半夏，上述两药联合使用属于“十八反”禁忌。

D. 不可以。大活络丸组方中含有草乌，通宣理肺丸组方中含有贝母，上述两药联合使用属于“十八反”禁忌。

6. 患者，女，36 岁，来药店咨询药师，自述口燥咽干，眩晕耳鸣，潮热盗汗，舌红少苔，脉细弱。有人向其推荐用六味地黄丸，患者咨询：可以

用吗？下列回答正确的是（　　）

A. 可以用。因为患者证属阴虚火旺，六味地黄丸具有滋阴清热的功能，药证相符。

B. 可以用。因为患者证属肾阴亏损，六味地黄丸具有滋阴补肾的功能，药证相符。

C. 不能用。因为患者证属阴虚火旺，六味地黄丸具有滋阴补肾的功能，药证不符。

D. 不能用。因为患者证属肾阴亏损，六味地黄丸具有滋阴清热的功能，药证不符。

7. 患者，女，36 岁，来药店咨询药师，现症见手足心热，潮热盗汗，面色颧红，心烦失眠，多梦易醒，心悸不宁，舌质红，脉细数。前期自行购买中成药柏子养心丸，效果不明显，今日准备购买天王补心丹同时服用，增强疗效。患者咨询：是否可以同时服用（　　）

A. 可以。天王补心丹具有滋阴养血、补心安神的功能，主治心阴不足，心悸健忘，失眠多梦。两药合用，增强疗效。

B. 可以。天王补心丹具有补肾健脑、养心安神的功能，主治心肾不交所致的失眠、健忘、心悸、神疲乏力。两药合用，增强疗效。

C. 不可以。因为两成药均含有附子，如联用会增加有毒药味的服用量，导致中毒。

D. 不可以。因为两成药均含有朱砂，如联用会增加有毒药味的服用量，导致中毒。

8. 张某，女，来药店咨询药师，自述她是一名营业员，有时为了让顾客回头购买商品，经常要压抑自己，不与顾客争执，近期心情郁闷，自述停经已有 2 月余，时有两胁疼痛，每遇心情欠佳时加重，乳房胀痛，头晕目眩，食欲减退。有人向其推荐用逍遥丸治疗，患者咨询：可以用吗？下列回答正确的是（　　）

A. 可以用。因为患者证属气滞血瘀的月经不调，逍遥丸具有疏肝健脾、养血调经的功能，药证相符。

B. 可以用。因为患者证属肝郁脾虚的月经不调，逍遥丸具有疏肝健脾、养血调经的功能，药证相符。

C. 不能用。因为患者证属肝郁血虚的月经不调，逍遥丸具有舒肝健脾、养血调经的功能，药证不符。

D. 不能用。因为患者证属血虚气滞的月经不调，逍遥丸不适用于血虚气滞、下焦虚寒所致的月经不调。

9. 小明，男，3 岁，家长带其来药店咨询药师，家长叙述：前天下午和小朋友玩得很开心，汗出未及时更换衣服，次日早晨出现发烧，体温达37.9℃，头痛，鼻塞流涕，咳嗽，咽喉肿痛，口渴，苔薄黄。家长咨询：小儿热速清口服液可以用吗？下列回答正确的是（　　）

A. 可以用。因为患者所患疾病为外感风热所致的感冒，小儿热速清口服液具有清热解毒、泻火利咽的功能，药证相符。

B. 可以用。因为患者所患疾病为小儿外感风寒所致的感冒，小儿热速清口服液具有疏风解表、清热解毒的功能，药证相符。

C. 不能用。因为患者所患疾病为暑邪感冒，小儿热速清口服液具有清热解毒、泻火利咽的功能，药证不符。

D. 不能用。因为患者所患疾病为小儿外感风热所致的感冒，小儿热速清口服液适用于小儿外感风寒所致的感冒。

10. 李某，女，39岁，来药店咨询药师，自述平日工作压力大，常常胸胁胀痛，心烦易怒半年余。近期偶然间发现右侧乳房有一肿块，触之如花生米大小，表面光滑，触之移动，按之有轻度疼痛，伴月经不调，一月未尽，色暗，少有血块，食欲尚可，失眠多梦，二便调，舌暗苔白。有人向其推荐用小金丸治疗，患者咨询：可以用吗？下列回答正确的是（　　）

A. 可以用。因为患者所患疾病为痰气凝滞所致的乳癖，小金丸具有散结消肿、化瘀止痛的功能，药证相符。

B. 可以用。因为患者所患疾病为气滞血瘀所致的乳癖，小金丸具有软坚散结、活血消痈的功能，药证相符。

C. 不能用。因为患者所患疾病为痰湿凝滞所致的乳癖，小金丸具有散结消肿、化瘀止痛的功能，药证不符。

D. 不能用。因为患者所患疾病为痰热互结所致的乳癖，小金丸适用于痰气凝滞所致的乳岩。

11. 吴某，女，26岁，来药店咨询药师。患者自述：发烧2天，2天前先觉恶寒，继而发热不恶寒、微恶风、汗出不多，午后热甚，头胀痛，咳嗽，咽部红肿，口渴欲饮，尿黄，舌苔薄白，舌边尖红，脉浮数。有人向其推荐用银翘解毒片治疗，患者咨询：可以用吗？下列回答正确的是（　　）

A. 可以用。因为患者所患疾病为风燥伤肺感冒，银翘解毒片具有疏风清肺、润燥止咳的功能，药证相符。

B. 可以用。因为患者所患疾病为风热感冒，银翘解毒片具有疏风解表、清热解毒的功能，药证相符。

C. 不能用。因为患者所患疾病为痰热郁肺感冒，银翘解毒片具有辛凉解表、清热解毒的功能，药证不符。

D. 不能用。因为患者所患疾病为气虚所致的感冒，银翘解毒片适用于风热所致的感冒。

12. 林某，男，33岁，来药店咨询药师。自述：胃脘痞闷不舒，3个月来经常脘腹胀满，嗳腐吞酸，不欲饮食，有时大便泻下酸臭，舌苔厚腻，脉滑。有人向其推荐用保和丸治疗，患者咨询：可以用吗？下列回答正确的是（　　）

A. 可以用。因为患者所患疾病为食积停滞所致的伤食，保和丸具有消食、导滞、和胃的功能，药证相符。

B. 可以用。因为患者所患疾病为肝气犯胃所致的伤食，保和丸具有疏肝解郁、理气止痛的功能，药证相符。

C. 不能用。因为患者所患疾病为胃阴亏耗所致的伤食，保和丸具有消食和胃的功能，药证不符。

D. 不能用。因为患者所患疾病为肝胃不和所致的伤食，保和丸适用于食积在中脘所致的伤食。

13. 梅某，女，56岁，来药店咨询药师，自述：最近一段时间大便干结难下，腹胀腹痛，自觉口中臭气难闻，伴身热烦躁，小便短黄。有人向其推荐用麻仁丸治疗，患者咨询：可以用吗？下列回答正确的是（　　）

A. 可以用。因为患者所患疾病为肝胆火旺所致的便秘，麻仁丸具有泻热导滞、润肠通便的功能，药证相符。

B. 可以用。因为患者所患疾病为肠胃燥热，津液不足所致的便秘，麻仁丸具有润肠通便的功能，药证相符。

C. 不能用。因为患者所患疾病为肝郁气滞，湿热未清所致的便秘，麻仁丸具有润肠通便的功能，药证不符。

D. 不能用。因为患者所患疾病为痰热互结所致的便秘，麻仁丸适用于肠燥津亏所致的便秘。

14. 田某，男，52岁，来药店咨询药师，自述：其血压常年偏高，遇事急躁。1个月以来，因和邻居纠纷而心情不快，入寐困难，入寐后梦境不断，严重时彻夜不眠，常伴一侧或两侧胁下疼痛，头晕头胀，口苦而干，便秘溲赤，舌红苔黄，脉弦数有力。有人向其推荐用龙胆泻肝丸治疗，患者咨询：可以用吗？下列回答正确的是（　　）

A. 可以用。因为患者所患疾病为肝胆湿热所致的失眠，龙胆泻肝丸具有清肝胆、利湿热的功能，药证相符。

B. 可以用。因为患者所患疾病为阴虚火旺所致的失眠，龙胆泻肝丸具有滋阴养血、补心安神的功能，药证相符。

C. 不能用。因为患者所患疾病为痰浊闭阻所致的失眠，龙胆泻肝丸具有清肝泻火、镇心安神的功能，药证不符。

D. 不能用。因为患者所患疾病为阴虚火旺所致的失眠，龙胆泻肝丸适用于肝郁化火所致的失眠。

15. 某男，67 岁，症见大便秘结或排便困难，伴神疲气短，头晕目眩，腰膝酸软等。有人向其推荐用麻仁丸治疗，患者咨询：可以用吗？下列回答正确的是（　　）

A. 可以用。因为患者属津血亏虚证便秘，麻仁丸具有润肠通便的作用，药证相符。

B. 可以用。因为患者属阳虚寒凝证便秘，麻仁丸具有温通开秘的作用，药证相符。

C. 不能用。因为患者属热结肠胃证便秘，麻仁丸具有清热润肠通便的作用，药证不相符。

D. 不能用。因为患者属脾肾不足，气虚证便秘，麻仁丸主治热结便秘，药证不相符。

16. 某女，50 岁，8 月某一天外出买菜回家后，症见壮热，心烦，头痛，头晕，口渴多饮，汗多，体倦，面赤气粗。舌红少津，脉洪大。有人向其推荐用藿香正气口服液治疗，患者咨询：可以用吗？下列回答正确的是（　　）

A. 可以用。因为患者证属阴暑证，藿香正气口服液具有发表解暑、除湿和中的作用，药证相符。

B. 可以用。因为患者证属阳暑证，藿香正气口服液具有清凉解暑、益气生津的作用，药证相符。

C. 不能用。因为患者证属阳暑证，藿香正气口服液具有解表化湿、理气和中的作用，药证不符。

D. 不能用。因为患者证属阴暑证，藿香正气口服液具有发表解暑、除湿和中的作用，药证不符。

二、情景模拟

（一）背景资料

1. 模拟药房（店）。

2. 角色扮演。裁判员扮演患者，考生扮演药师。患者（裁判员）咨询，药师（考生）回答。

（二）案例

案例一

礼貌迎客：您好，请问有什么可以帮您的？

患者：药师你好！我感冒好几天了，恶寒重，有点发热，鼻塞，时流清涕，咳嗽，喜热饮，舌苔薄白。我吃了 3 天银翘解毒片，也不见效。请问我用药对吗？

药师： 根据您的症状，您患的是风寒感冒（风寒表证型感冒），银翘解毒片的作用是疏风解表，清热解毒，适用于外感风热所致的感冒。药不对证。

★可提示：我患的是什么证?

★如果选手没有回答银翘解毒片的功能主治，询问：请问银翘解毒片的功能主治是什么?

患者： 请你给我推荐一种合适的治疗药物。

药师： 我向您推荐感冒清热颗粒。

患者： 请问感冒清热颗粒的功能是什么?

药师： 感冒清热颗粒的功能是疏风散寒，解表清热。

礼貌送客： 请慢走，祝您早日康复!

案例二

礼貌迎客： 您好，请问有什么可以帮您的?

患者： 药师你好! 我跑步运动之后汗出受风，一直未重视，3 天后出现流黄鼻涕，继而发热，微恶风寒，汗出，口干，咽喉疼痛，舌质红，苔薄黄。服用藿香正气口服液 2 天了，症状没有得到明显缓解。今有人向我推荐银翘解毒片，说银翘解毒片服用后效果会更好。为了达到更好的效果，请问我能将藿香正气口服液与银翘解毒片同时服用吗?

药师： 藿香正气口服液与银翘解毒片不能同时服用，因为藿香正气口服液的作用是解表化湿，理气和中，用于外感风寒、内伤湿滞或者夏伤暑湿所致的感冒，与您的症状是不符的。而银翘解毒片的作用是疏风解表，清热解毒，用于治疗外感风热所致的头痛，咳嗽口干，咽喉疼痛。根据您的症状，推断您患的是风热感冒，银翘解毒片更适合您。

礼貌送客： 请慢走，祝您早日康复!

案例三（见数字资源 5-1 用药咨询案例视频）

扫一扫

礼貌迎客： 您好，请问有什么可以帮您的?

患者： 药师你好! 我咳嗽频剧，咽痛声嘶，咳痰不爽，痰黏稠而黄，口渴，头痛，舌苔薄黄，脉浮数。我吃了 3 天百合固金丸，也不见效。请问我用药对吗?

药师： 您用药不对。

患者： 为什么不对?

药师： 根据您的症状，您患的是风热犯肺证，百合固金丸的作用是滋阴润肺，止咳化痰，适用于肺肾阴虚所致的咳嗽。药不对证。

★可提示：我患的是什么证？

★如果选手没有回答百合固金丸的功能主治，询问：请问百合固金丸的功能主治是什么？

患者：请你给我推荐一种合适的治疗药物。

药师：我向您推荐川贝枇杷糖浆。

患者：请问川贝枇杷糖浆的功能是什么？

药师：川贝枇杷糖浆的功能是清热宣肺，化痰止咳。

礼貌送客：请慢走，祝您早日康复！

案例四

礼貌迎客：您好，请问有什么可以帮您的？

患者：药师你好！我咳嗽气息粗促，痰多而稠黄，咳吐不爽，也有热腥味，胸胁胀满，面赤，口干而黏，想喝水，舌质红，苔薄黄。服用橘红丸约3天了，症状有所缓解。今有人向我推荐清气化痰丸，说她服用后效果较好。请问橘红丸与清气化痰丸能同时服用吗？

药师：橘红丸与清气化痰丸作用相似，都可用于痰热阻肺所致的咳嗽痰多、痰黄稠黏、胸腹满闷。两药多种成分相同，同用会导致重复用药，不能同用。

★如果没说“多种成分相同”，可再问为什么不能同用？

患者：我需要换清气化痰丸吗？（或类似的咨询。）

药师：您服用橘红丸已见效，说明药证相符。你才服用了约3天，时间较短，建议继续服用。

礼貌送客：请慢走，祝您早日康复！

案例五

礼貌迎客：您好，请问有什么可以帮您的？

患者：药师，你好！我昨天聚餐吃肉比较多，今天感觉胃部胀满，按压不舒服，还有点恶心，胃部胀得不想吃饭，我吃了3天香砂枳术丸，效果不明显。请问我用药合理吗？

药师：您的用药不合理。

患者：为什么不合理？

药师：根据您的症状，您患的是食积内停证，治宜开胃消食（消食，导滞，和胃），香砂枳术丸的作用是健脾开胃，行气消痞。适用于脾虚气滞所致的脘腹胀满，所以该药不适用您的病证。

★可提示：我患的是什么证？应该怎么治？

★如果选手没有回答香砂枳术丸的功能主治，询问：请问香砂枳术丸的功能主治是什么？

患者：请你给我推荐一种合适的治疗药物。

药师：我向您推荐大山楂丸（保和丸）。

患者：为什么推荐大山楂丸？

药师：因为大山楂丸的功能是开胃消食。

礼貌送客：请慢走，祝您早日康复！

案例六

礼貌迎客：您好，请问有什么可以帮您的？

患者：药师，你好！我这一段时间一直感觉胃部有点隐隐的痛，特别喜欢吃热的食物，特喜欢揉按，食欲不太好，常呕吐清水，神疲乏力，大便溏稀，手脚冰凉，舌淡苔白。我吃了2天三九胃泰颗粒，感觉疗效不明显。请问我用药合理吗？

药师：您用药不合理。

患者：为什么不合理？

药师：根据您的症状，你患的是脾胃虚寒证，三九胃泰颗粒的作用是清热燥湿，行气活血，柔肝止痛。适用于湿热内蕴、气滞血瘀所致的胃痛。药不对证。

★可提示：我患的是什么证？

★如果选手没有回答三九胃泰颗粒的功能主治，询问：请问三九胃泰颗粒的功能主治是什么？

患者：请给我推荐一种治疗药物。

药师：我向您推荐小建中合剂。（在药架陈列的药品中推荐，可有多种正确选项。）

患者：请问小建中合剂的功能是什么？

药师：小建中合剂的功能是温中补虚，缓急止痛。

礼貌送客：请慢走，祝您早日康复！

案例七

礼貌迎客：您好，请问有什么可以帮您的？

患者：药师，你好！我这一段时间每天黎明前肚子微痛，只要有肠鸣声就腹泻，腹泻之后疼痛就好一点，现在还感觉手脚发凉，腰膝酸软。我吃了2天保济口服液，疗效不太好。请问我用药合理吗？

药师：您用药不合理。

患者：为什么不合理？

药师：根据您的症状，您患的是脾肾阳虚证，治宜健脾温肾，涩肠止泻。保济口服液的作用是解表，祛湿，和中。适用于寒湿所致的腹泻。药不对证。

★可提示：我患的是什么证？应该怎么治？

★如果选手没有回答保济口服液的功能主治，询问：请问保济口服液的功能主治是什么？

患者：请给我推荐一种治疗药物。

药师：我向您推荐固本益肠片。

患者：请问固本益肠片的功能是什么？

药师：固本益肠片的功能是健脾温肾，涩肠止泻。

礼貌送客：请慢走，祝您早日康复！

案例八

礼貌迎客：您好，请问有什么可以帮您的？

患者：药师你好！我最近上厕所小便次数多而短涩，滴沥不尽，灼热刺痛，尿色黄赤。我以为是上火了，就自行服用了牛黄解毒片，但是已经 2 天了，也不见效。是我用错药了吗？

药师：您用药不对。

患者：为什么不对？

药师：根据您的症状，您患的是下焦湿热所致的淋证，治宜清热利湿通淋。牛黄解毒片的作用是清热解毒，用于火热内盛，咽喉肿痛，牙龈肿痛，口舌生疮，目赤肿痛。药不对证。

★可提示：我患的是什么证？怎么治？

★如果选手没有回答牛黄解毒片功能主治，询问：请问牛黄解毒片的功能主治是什么？

患者：请你给我推荐一种合适的治疗药物。

药师：我向您推荐三金片。

患者：请问三金片的功能是什么？

药师：三金片的功能是清热解毒，利湿通淋，益肾。

礼貌送客：请慢走，祝您早日康复！

案例九

礼貌迎客：您好，请问有什么可以帮您的？

患者：药师你好！我今年 68 岁，心脏一直不好，有心衰病史，最近胸前区中间位置刺痛，痛处固定不移，入夜更甚，有时伴有胸闷，舌质紫暗，脉象弦涩。朋友推荐服用麝香保心丸，请问是否可以服用？

药师： 您的症状属于气滞血瘀所致的胸痹，麝香保心丸具有芳香温通、益气强心的作用，可以服用，但是该药不能与洋地黄类药物同用。

★如果选手没有回答麝香保心丸的注意事项，询问：我因为心衰，最近一直在服用地高辛，请问是否可以同用？

药师： 麝香保心丸不宜与洋地黄类药物同用，因为麝香保心丸中的蟾蜍含有强心苷，洋地黄也是强心苷类药物，强心苷具有较强的生理效应，如过量服用会引起中毒，所以二者不宜同用。而地高辛属于洋地黄类药物，所以不能同用。

患者： 那请你给我推荐一种合适的治疗药物。

药师： 我向您推荐速效救心丸。

患者： 请问速效救心丸的功能是什么？

药师： 速效救心丸的功能是行气活血，祛瘀止痛。

礼貌送客： 请慢走，祝您早日康复！

案例十

患者： 我是一名稳定型心绞痛的患者，同时伴有胃溃疡病史6年，一直在服用银杏叶片，最近因农活繁忙，体力劳动增加，前胸又有阵发性的压榨性窒息样感觉。朋友向我推荐阿司匹林肠溶片，说该药具有活血化瘀通络作用，疗效较好。请问阿司匹林肠溶片和银杏叶片可以同时服用吗？

药师： 阿司匹林肠溶片和银杏叶片不能同时服用，因为银杏叶片与阿司匹林合用可增加对血小板聚集的抑制作用，造成出血现象。

礼貌送客： 请慢走，祝您早日康复！

案例十一

礼貌迎客： 您好，请问有什么可以帮您的？

患者： 药师，您好！我，55岁，有很长一段时间，我眼睛怕光，迎风流泪，视物模糊，常感腰膝酸软，眩晕耳鸣，有人推荐服用明目上清丸，吃了2天也不见效。请问我用药对吗？

药师： 您用药不对。

患者： 为什么不对？

药师： 根据您所述的临床表现，您患的是肝肾阴亏型眼病，明目上清丸的功能是清热散风，明目止痛，适用于暴发火眼，红肿作痛，头晕目眩，眼边刺痒。药不对证。

★可提示：我患的是什么证？

★如果选手没有回答明目上清丸的功能主治，询问：请问明目上清丸的功能主治是什么？

患者：请您给我推荐一种合适的治疗药物。

药师：我向您推荐杞菊地黄丸。

患者：请问杞菊地黄丸的功能是什么？

药师：杞菊地黄丸的功能是滋肾养肝。

礼貌送客：请慢走，祝您早日康复！

案例十二

患者：药师，您好！我孩子 12 岁，暑假外出后突然全身皮肤出现红色疹块，灼热剧痒，有些丘疹呈脓性，伴有发热，恶寒，咽喉肿痛。使用防风通圣颗粒后好转，因孩子马上要开学，为了快点恢复，请问能与阿莫西林一起用吗？

药师：防风通圣颗粒与阿莫西林可以联合用药。联合用药时要注意防风通圣颗粒是中成药（纯中药制剂），阿莫西林是抗生素（化学药品），为了用药的安全，两种药物在服用时要间隔至少半小时。

礼貌送客：请慢走，祝您孩子早日康复！

案例十三

礼貌迎客：您好，请问有什么可以帮您的？

患者：药师，您好！我昨天因不小心滑倒，导致右足踝局部青紫并有出血，伤处肿胀，疼痛，活动受限，我吃了大活络丸，效果不好。请问我用药对吗？

药师：您用药不对。

患者：为什么不对？

药师：根据您的临床表现，你患的是瘀血阻络型跌打损伤，治宜活血止痛，舒筋活络，大活络丸的作用是祛风，舒筋，活络，除湿，适用于风寒湿痹引起的肢体疼痛，手足麻木，筋脉拘挛，中风瘫痪，口眼歪斜，半身不遂，言语不清。药不对证。

★可提示：我患的是什么证？怎么治？

★如果选手没有回答大活络丸的功能主治，询问：请问大活络丸功能主治是什么？

患者：请您给我推荐一种合适的治疗药物。

药师：我向您推荐云南白药。

患者： 请问云南白药的功能是什么？

药师： 云南白药的功能是化瘀止血，活血止痛，解毒消肿。

礼貌送客： 请慢走，祝您早日康复！

案例十四

礼貌迎客： 您好，请问有什么可以帮您的？

患者： 药师，您好！我，58 岁，有吸烟史 20 年，血脂偏高史 3 年，半年来经常在快步行走或持重登楼等活动时出现胸骨后憋闷疼痛，严重时向颈部或左肩放射，休息可缓解，一般持续 5 分钟左右。伴心悸气短，动则益甚，倦怠乏力，易汗出，有人推荐我服用复方丹参滴丸、麝香保心丸等，我平日也是间断服用，症状时轻时重。请问我用药对吗？

药师： 您用药不对。

患者： 为什么不对？

药师： 根据您所述的临床表现，您患的是气阴两虚型胸痹，复方丹参滴丸、麝香保心丸主要是用于气滞血瘀型胸痹。药不对证。

★可提示：我患的是什么证？

★如果选手没有回答复方丹参滴丸或麝香保心丸的功能主治，询问：请问复方丹参滴丸或麝香保心丸的功能主治是什么？

患者： 请您给我推荐一种合适的治疗药物。

药师： 我向您推荐稳心颗粒。

患者： 请问稳心颗粒的功能是什么？

药师： 稳心颗粒的功能是益气养阴，活血化瘀。

礼貌送客： 请慢走，祝您早日康复！

案例十五

礼貌迎客： 您好，请问有什么可以帮您的？

患者： 药师，您好！我，45 岁，昨天开始突然出现发热，头昏重，肢体沉重，鼻塞，喷嚏，汗少，伴咳嗽痰黏，鼻流浊涕，心烦，口中黏腻，胸闷想吐，小便黄，有人推荐我服用感冒退热颗粒，症状未见缓解。请问我用药对吗？

药师： 您用药不对。

患者： 为什么不对？

药师： 根据您所述的临床表现，您患的是暑湿感冒。感冒退热颗粒功能主治为清热解毒，疏风解表。主要用于上呼吸道感染、急性扁桃体炎、咽喉炎属外感风热、热毒壅盛证，症见发热、咽喉肿痛。药不对证。

★如果选手没有回答感冒退热颗粒的功能主治，询问：请问感冒退热颗粒的功能主治是什么？

患者：请您给我推荐一种合适的治疗药物。

药师：我向您推荐保济丸。

患者：请问保济丸的功能是什么？

药师：保济丸的功能是解表，祛湿，和中。

礼貌送客：请慢走，祝您早日康复！

案例十六

礼貌迎客：您好，请问有什么可以帮您的？

患者：药师，您好！我，36岁，建筑工人。因常常需要高强度工作，平时爱喝酒，喝水少。前几天开始突然左侧少腹拘急疼痛，左侧腰腹绞痛难忍，小便艰涩，颜色鲜红，排尿时突然中断，有人推荐我服用三金片，效果不明显，症状未见缓解。请问我用药对吗？

药师：您用药不对。

患者：为什么不对？

药师：根据您所述的临床表现，您患的是石淋。三金片的功能主治为清热解毒，利湿通淋，益肾。用于下焦湿热所致的热淋、小便短赤、淋沥涩痛、尿急频数。药不对证。

★如果选手没有回答三金片的功能主治，询问：三金片的功能主治是什么？

患者：请您给我推荐一种合适的治疗药物。

药师：我向您推荐排石颗粒。

患者：请问排石颗粒的功能是什么？

药师：排石颗粒的功能是清热利水，通淋排石。

礼貌送客：请慢走，祝您早日康复！

案例十七

礼貌迎客：您好，请问有什么可以帮您的？

患者：药师，您好！我，32岁，国企职工。五天前同学聚会，晚上食用过多辛辣之物，并喝白酒后，继而出现解稀烂黄褐色大便症状，泻下急迫，泻而不爽，粪色黄褐，气味臭秽，伴有肛门灼热，腹痛拒按，烦热口渴，小便色黄。朋友推荐我服用保济口服液，效果不明显，症状未见缓解。请问我用药对吗？

药师：您用药不对。

患者：为什么不对？

药师：根据您所述的临床表现，您患的是急性湿热泄泻。保济口服液的功能主治为解表，祛湿，和中。用于寒湿腹泻。药不对证。

★如果选手没有回答保济口服液的功能主治，询问：保济口服液的功能主治是什么？

患者：请您给我推荐一种合适的治疗药物。

药师：我向您推荐肠炎宁片。

患者：请问肠炎宁片的功能是什么？

药师：肠炎宁片的功能是清热利湿，行气。

礼貌送客：请慢走，祝您早日康复！

案例十八

礼貌迎客：您好，请问有什么可以帮您的？

患者：药师，您好！我，39 岁，在职教师。失眠挺久了，有 1 年多。每夜入睡困难，想睡睡不着，常做梦，易醒，醒后难以再次入睡，伴有心慌，早晨起来全身没劲，神疲乏力，食欲也不太好。有人推荐我服用天王补心丹，效果不明显，症状未见缓解。请问我用药对吗？

药师：您用药不对。

患者：为什么不对？

药师：根据您所述的临床表现，您患的是心脾两虚型不寐。天王补心丹的功能主治为滋阴养血，补心安神。用于心阴不足，心悸健忘，失眠多梦，大便干燥。药不对证。

★如果选手没有回答天王补心丹的功能主治，询问：天王补心丹的功能主治是什么？

患者：请您给我推荐一种合适的治疗药物。

药师：我向您推荐归脾丸。

患者：请问归脾丸的功能是什么？

药师：归脾丸的功能是益气健脾，养血安神。

礼貌送客：请慢走，祝您早日康复！

任务三　方药分析

技能目标

能对经典中成药处方进行解析。

典型案例

笔试。

典型案例1：某中成药药物组成是川芎、荆芥、薄荷、细辛、白芷、羌活、防风、甘草。

1. 该方剂组成的中成药名称是（　　）

A. 止嗽散　　B. 大定风珠　　C. 川芎茶调丸　D. 九味羌活丸

2. 此中成药里面善于治疗阳明经头痛的是（　　）

A. 羌活　　B. 细辛　　C. 川芎　　D. 白芷

3. 此中成药里面善于治疗太阳经头痛的是（　　）

A. 羌活　　B. 细辛　　C. 白芷　　D. 川芎

4. 该中成药宜用药引（　　）

A. 清茶　　B. 姜汤　　C. 黄酒

D. 米汤　　E. 淡盐水

典型案例2：某中成药药物组成是黄芪、防风、白术（炒）。

1. 根据药物组成该中成药的功能是（　　）

A. 益气生津，敛阴止汗　　B. 补中益气，升阳举陷

C. 益气，固表，止汗　　D. 益气健脾，渗湿止泻

2. 该方剂组成的中成药名称是（　　）

A. 生脉饮口服液　　B. 玉屏风颗粒

C. 枳术丸　　D. 健脾丸

3. 该中成药适应的证型是（　　）

A. 脾虚气陷　　B. 气虚发热　　C. 气虚感冒　　D. 益气生津

典型案例3：某中成药药物组成是醋香附、川芎、苍术（炒）、炒栀子、六神曲。

1. 根据药物组成该中成药的功能是（　　）

A. 理气解郁，宽中除满　　B. 通阳散结，祛痰下气

C. 行气散结，降逆化痰　　D. 降气平喘，祛痰止咳

2. 该方剂组成的中成药名称是（　　）

A. 柴胡舒肝丸　B. 越鞠丸　　C. 天台乌药散　D. 逍遥丸

3. 该中成药处方中使用川芎是为了解除六郁中的哪一郁？（　　）

A. 气郁　　B. 血郁　　C. 湿郁

D. 火郁　　E. 食郁

4. 该中成药适应的证型是（　　）

A. 痰气郁结证　　B. 胸阳不振，寒气郁结证

C. 肝郁化火证　　　　　　　　D. 饮食停滞证

典型案例 4：某中成药药物组成是柴胡、当归、白芍、炒白术、茯苓、炙甘草、薄荷。

1. 根据药物组成该中成药的功能是（　　）

A. 透邪解郁，疏肝健脾　　　　B. 疏肝行气，活血止痛

C. 疏肝解郁，养血调经　　　　D. 补脾柔肝，祛湿止泻

2. 该方剂组成的中成药名称是（　　）

A. 柴胡舒肝丸　B. 逍遥丸　　C. 小柴胡颗粒　D. 大柴胡颗粒

3. 该中成药适应的证候是（　　）

A. 肝郁脾虚证　　　　　　　　B. 肝郁血虚，内有邪热证

C. 肝脾气郁证　　　　　　　　D. 肝郁气滞证

典型案例 5：某中成药药物组成是熟地黄、山茱萸、山药、牡丹皮、茯苓、泽泻。

1. 根据药物组成该中成药的功能是（　　）

A. 滋阴降火　　B. 滋阴补肾　　C. 滋阴补脾　　D. 温补肾阳

2. 该方剂组成的中成药名称是（　　）

A. 大补阴丸　　B. 左归丸　　C. 六味地黄丸　D. 右归丸

3. 该中成药适应的证型是（　　）

A. 阴虚火旺证　B. 肾阴亏虚证　C. 肝阴不足证　D. 脾肾阴虚证

4. 该中成药方中六药合用，三补三泻，以下哪三药被称之为“三泻”（　　）

A. 山茱萸　　　B. 牡丹皮　　　C. 山药

D. 茯苓　　　　E. 泽泻

典型案例 6：某中成药药物组成是柴胡、黄芩、姜半夏、党参、生姜、甘草、大枣。

1. 根据药物组成该中成药的功能是（　　）

A. 解表通里，清热解毒　　　　B. 解表化湿，理气和中

C. 解表散热，疏肝和胃　　　　D. 疏风解表，清热解毒

2. 该方剂组成的中成药名称是（　　）

A. 柴胡舒肝丸　　　　　　　　B. 小柴胡颗粒

C. 感冒清热颗粒　　　　　　　D. 逍遥丸

3. 该中成药主治（　　）

A. 外感病，邪犯少阳证　　　　B. 肝郁脾虚所致的郁闷不舒

C. 外寒内热，表里俱实　　　　D. 风热感冒

4. 该中成药中可清解少阳半表之邪，兼能疏畅胸胁气机的药物是（　　）

A. 黄芩　　　　B. 半夏　　　　C. 柴胡

D. 生姜　　E. 党参

典型案例7：某中成药药物组成是焦山楂、六神曲（炒）、炒莱菔子、炒麦芽、茯苓、半夏（制）、陈皮、连翘。

1. 根据药物组成该中成药的功能是（　　）

A. 消食，导滞，和胃　　B. 健脾消食，行气化湿

C. 健脾开胃，行气消痞　　D. 开胃消食

2. 该方剂组成的中成药名称是（　　）

A. 逍遥丸　　B. 保和丸　　C. 大山楂丸　　D. 枳术丸

3. 该中成药适用于（　　）

A. 脾胃虚寒，脘腹疼痛　　B. 脾胃虚弱，食少不化

C. 中焦虚寒，纳差食少　　D. 食积停滞，脘腹胀满

4. 该中成药里善消酒食、陈腐之积的药物是（　　）

A. 麦芽　　B. 六神曲（炒）C. 山楂

D. 莱菔子　　E. 陈皮

典型案例8：某中成药药物组成是地黄、麦冬、天冬、炒酸枣仁、柏子仁、党参、五味子、茯苓、制远志、玄参、丹参、当归、石菖蒲、桔梗、甘草、朱砂。

1. 根据药物组成该中成药的功能是（　　）

A. 补肾健脑，养心安神　　B. 清心泻火，宁心安神

C. 滋阴养血，补心安神　　D. 养血安神，清热除烦

2. 该方剂组成的中成药名称是（　　）

A. 朱砂安神丸　B. 天王补心丸　C. 酸枣仁丸　　D. 柏子养心丸

3. 此中成药与归脾丸中共有药物有哪些（　　）

A. 党参　　B. 地黄　　C. 酸枣仁

D. 茯苓　　E. 黄芪

4. 该中成药中哪味药物可为舟楫，以使药力上入心经，为使药（　　）

A. 朱砂　　B. 桔梗　　C. 酸枣仁

D. 丹参　　E. 远志

典型案例9：某中成药药物组成是熟地黄、山药、枸杞子、山茱萸、川牛膝（酒洗，蒸熟）、菟丝子、鹿角胶（敲碎，炒珠）、龟甲胶（敲碎，炒珠）。

1. 根据药物组成该中成药的功能是（　　）

A. 滋阴降火　　B. 补益肝肾　　C. 温补肾阳　　D. 滋肾补阴

2. 该方剂组成的中成药名称是（　　）

A. 六味地黄丸　B. 左归丸　　C. 大补阴丸　　D. 二至丸

3. 此中成药与桂附地黄丸中共有药物有哪些（　　）

A. 熟地黄　　B. 山药　　C. 山茱萸
D. 茯苓　　E. 牡丹皮

4. 该中成药配伍血肉有情之品，取“阳中求阴”之义的臣药是（　　）
A. 川牛膝　　B. 龟甲胶　　C. 鹿角胶
D. 山药　　E. 菟丝子

典型案例 10： 某中成药药物组成是胆南星、制川乌、制草乌、地龙、乳香（制）、没药（制）。

1. 该方剂组成的中成药名称是（　　）
A. 天麻丸　　B. 大活络丸　　C. 小活络丸　　D. 再造丸

2. 下列除哪项外均是该中成药的功能（　　）
A. 祛风散寒　　B. 舒筋活络　　C. 活血止痛　　D. 化痰除湿

3. 该中成药宜用药引（　　）
A. 清茶　　B. 姜汤　　C. 黄酒
D. 米汤　　E. 淡盐水

4. 该中成药不适用于何种人群（　　）
A. 过敏体质者　　B. 孕妇　　C. 胃酸过多者　　D. 身体虚弱者

典型案例 11： 某中成药药物组成是炒紫苏子、陈皮、沉香、厚朴、姜半夏、前胡、当归、甘草。

1. 该方剂组成的中成药名称是（　　）
A. 通宣理肺丸　　B. 防风通圣丸　　C. 苏子降气丸　　D. 百合固金丸

2. 该中成药主治（　　）
A. 上盛下虚、气逆痰壅所致的咳嗽喘息、胸膈痞塞
B. 素体痰多，复感风寒，肺气壅闭之喘咳
C. 外感寒邪，肺气郁闭之咳喘
D. 肺气失宣，寒痰内盛之咳喘

3. 该中成药中具有温补肾阳、纳气平喘的中药是（　　）
A. 紫苏子　　B. 厚朴　　C. 前胡　　D. 沉香

4. 关于此中成药叙述错误的是（　　）
A. 炒紫苏子为君药
B. 姜半夏、厚朴、前胡为臣药
C. 沉香、当归、前胡、陈皮为佐药
D. 全方配伍，上下兼顾而以治上

典型案例 12： 某中成药药物组成是龙胆、黄芩、栀子（炒）、泽泻、木通、盐车前子、柴胡、酒当归、地黄、炙甘草。

1. 根据药物组成该中成药的功能是（　　）

A. 滋阴降火，养血调经　　B. 滋肾，养肝，明目

C. 滋阴补脾，益气健胃　　D. 清肝胆，利湿热

2. 该方剂组成的中成药名称是（　　）

A. 大补阴丸　B. 逍遥丸　C. 龙胆泻肝丸　D. 右归丸

3. 该中成药适应的证型是（　　）

A. 阴虚火旺证　B. 肝胆湿热证　C. 肝郁脾虚证　D. 脾肾阴虚证

4. 该中成药的君药是（　　）

A. 龙胆　B. 柴胡　C. 栀子（炒）　D. 黄芩　E. 炙甘草

典型案例 13：某中成药药物组成是黄连、黄芩、黄柏、栀子。

1. 根据药物组成该中成药的功能是（　　）

A. 清热解毒，消肿止痛　　B. 清热祛湿，消痈排脓

C. 清热解毒，利湿通淋　　D. 解毒散结，消痈排脓

2. 该方剂组成的中成药名称是（　　）

A. 大补阴丸　B. 逍遥丸　C. 龙胆泻肝丸　D. 三黄膏

3. 下列除哪项外均是该中成药的主治（　　）

A. 疮疡初起　B. 咳嗽痰多　C. 红肿热痛　D. 轻度烫伤

4. 该中成药的使用方法是（　　）

A. 直接涂患处　B. 研末吞服　C. 煎汤送服　D. 泡茶饮用

典型案例 14：某中成药药物组成是防风、荆芥穗、薄荷、麻黄、大黄、芒硝、栀子、滑石、桔梗、石膏、川芎、当归、白芍、黄芩、连翘、甘草、白术（炒）。

1. 根据药物组成该中成药的功能是（　　）

A. 清热解毒，宣肺止咳　　B. 解表通里，清热解毒

C. 清热解毒，利湿通淋　　D. 解毒散结，消痈排脓

2. 该方剂组成的中成药名称是（　　）

A. 大补阴丸　　B. 逍遥丸

C. 风寒感冒颗粒　　D. 防风通圣丸

3. 该中成药适应的证型是（　　）

A. 阴虚火旺，口鼻干燥证　　B. 肝胆湿热，湿热下注证

C. 外寒内热，表里俱实证　　D. 脾肾阴虚，腰膝酸软证

4. 下列关于此中成药叙述正确的是（　　）

A. 孕妇慎用　　B. 具有通便的作用

C. 解表、清热、攻下三法并用　　D. 主治外寒内热、表里俱实之证

典型案例 15：某中成药药物组成是苍术（炒）、黄柏（炒）。

1. 根据药物组成该中成药的功能是（　　）

A. 滋阴降火　B. 滋阴补肾　C. 燥湿清热　D. 温补肾阳

2. 该方剂组成的中成药名称是（　　）

A. 二至丸　　B. 逍遥丸　　C. 二妙丸　　D. 三妙丸

3. 该中成药适应的证型是（　　）

A. 肝胆湿热　　B. 湿热下注　　C. 阴虚火旺　　D. 肝肾亏虚

4. 下列关于此中成药叙述错误的是（　　）

A. 老年人不宜使用

B. 苍术（炒）性温，可燥湿健脾祛湿，为君药

C. 黄柏（炒）擅于清下焦湿热，为君药

D. 口服，一次 6～9g

典型案例 16： 某中成药药物组成是熟地黄、牡丹皮、茯苓、枸杞子、当归、蒺藜、酒萸肉、山药、泽泻、菊花、白芍、煅石决明。

1. 根据药物组成该中成药的功能是（　　）

A. 透邪解郁，疏肝健脾　　B. 疏肝行气，活血止痛

C. 疏肝解郁，养血调经　　D. 滋肾，养肝，明目

2. 该方剂组成的中成药名称是（　　）

A. 大补阴丸　　B. 明目地黄丸　　C. 明目上清丸　　D. 龙胆泻肝丸

3. 该中成药适应的证型是（　　）

A. 肝胆湿热　　B. 湿热下注　　C. 阴虚火旺　　D. 肝肾阴虚

4. 下列除哪项外均是该中成药的主治（　　）

A. 目赤肿痛　　B. 目涩畏光　　C. 视物模糊　　D. 迎风流泪

典型案例 17： 某中成药药物组成是广藿香、连翘、板蓝根、菊花、大青叶、地黄、地骨皮、白薇、薄荷、石膏。

1. 根据药物组成该中成药的功能是（　　）

A. 清热解毒，宣肺止咳　　B. 解表通里，清热解毒

C. 疏风解表，清热解毒　　D. 解毒散结，消痈排脓

2. 该方剂组成的中成药名称是（　　）

A. 小儿感冒颗粒　　B. 逍遥丸

C. 桑菊饮　　D. 防风通圣颗粒

3. 该中成药适应的证型是（　　）

A. 小儿气虚感冒　　B. 小儿暑湿感冒

C. 小儿风寒感冒　　D. 小儿风热感冒

典型案例 18： 某中成药药物组成是千斤拔、金樱根、穿心莲、功劳木、单面针、当归、鸡血藤、党参。

1. 根据药物组成该中成药的功能是（　　）

A. 透邪解郁，疏肝健脾　　B. 疏肝行气，活血止痛

C. 清热除湿，益气化瘀　　D. 补脾柔肝，祛湿止泻

2. 该方剂组成的中成药名称是（　　）

A. 大补阴丸　B. 逍遥丸　C. 妇科千金片　D. 三妙丸

3. 该中成药适应的证型是（　　）

A. 湿热瘀阻所致的带下病、腹痛

B. 寒湿瘀阻所致的带下病、腹痛

C. 肝气郁结所致的带下病、腹痛

D. 气虚络瘀所致的带下病、腹痛

典型案例 19：某中成药药物组成是血竭、乳香（制）、没药（制）、红花、儿茶、冰片、人工麝香、朱砂。

1. 根据药物组成该中成药的功能是（　　）

A. 活血止痛，解毒消肿　B. 化瘀消肿，止痛止血

C. 活血化瘀，接骨止痛　D. 解毒散结，通络消肿

2. 该方剂组成的中成药名称是（　　）

A. 接骨七厘片　B. 活血止痛散　C. 七厘散　D. 三七片

3. 下列除哪项外均是该中成药的主治（　　）

A. 毒蛇咬伤　B. 跌扑损伤　C. 血瘀疼痛　D. 外伤出血

4. 下列关于此中成药叙述正确的是（　　）

A. 方中血竭味甘、咸，性平为君药

B. 久服宜致汞中毒

C. 既可内服，也可外用

D. 孕妇禁用

典型案例 20：某中成药药物组成是枸杞子、菊花、熟地黄、酒萸肉、牡丹皮、山药、茯苓、泽泻。

1. 该方剂组成的中成药名称是（　　）

A. 杞菊地黄丸　B. 明目上清丸　C. 明目地黄丸　D. 牛黄上清丸

2. 根据药物组成该中成药的功能是（　　）

A. 滋肾养肝，明目　B. 滋肾养肝

C. 清热散风，明目止痛　D. 清热泻火，散风止痛

3. 该中成药主治（　　）

A. 用于外感风热所致的暴发火眼、红肿作痛眼边刺痒

B. 用于肝肾阴亏，羞明畏光，迎风流泪，视物昏花

C. 用于三焦热盛所致的头痛眩晕，目赤耳鸣，咽喉肿痛

D. 用于火毒热盛，目赤耳鸣，口舌生疮，牙龈肿痛

4. 明目地黄丸与杞菊地黄丸在药物组成上有哪些不一样（　　）

A. 当归　B. 白芍　C. 牡丹皮　D. 酒萸肉

下篇

中药调剂技术理论

项目六
中医基础知识

一、单项选择题（每题有4个备选项，其中只有1个最符合题意。）

ZLAa1. 中医学的基本特点是（　　）

A. 整体观念和辨病论治　　B. 整体观念和辨证论治

C. 整体观念和配伍用药　　D. 辨证论治和天人相应

ZLAa2. 不同的证，选用不同的治法，风寒表证宜采用以下哪种治法（　　）

A. 祛风散寒之法　　B. 清热解毒之法

C. 祛风清热之法　　D. 补气健脾之法

ZLAa3. 一年四季气候的变化，从冬到春到夏，这是阴消阳长；从夏到秋到冬，这是阴长阳消，这反映了（　　）

A. 阴阳的对立制约　　B. 阴阳的互根互用

C. 阴阳的消长平衡　　D. 阴阳的相互转化

ZLAa4. "壮水之主，以制阳光"的方法治疗的是（　　）

A. 虚寒证　　B. 虚热证　　C. 实寒证　　D. 实热证

★ZLAa5. "见肝之病，知肝传脾"从五行的相互关系看，所指的内容是（　　）

A. 木克土　　B. 木乘土　　C. 土侮木　　D. 土克木

ZLAa6. 六腑共同的生理特点是（　　）

A. 传化物而不藏，实而不能满　　B. 传化物而不藏，满而不能实

C. 藏精气而不泻，满而不能实　　D. 藏精气而不泻，实而不能满

ZLAa7. "六淫"中的风邪致病，常出现肌肤颤动、肢体抽动、身体晃动

或眩晕的感觉，这指的是（　　）

A. 风邪行无定处　　B. 风性主动

C. 风为百病之长　　D. 变化无常

ZLAa8. 下列关于疠气的说法错误的是（　　）

A. 具有强烈的传染性　　B. 病情重

C. 都通过空气传染　　D. 发病急

二、多项选择题（每题有5个备选项，其中有2个或2个以上符合题意。）

★ZLAc1. 根据五行学说的基本内容，相克即相互制约、克制的意思。相乘与相侮实际上是异常情况下的相克现象。下列属于运用五行相克关系解释疾病传变的有（　　）

A. 肝病及肾　　B. 肾病及心　　C. 肺病及肾

D. 脾病及肾　　E. 肝病及脾

ZLAc2. 肺主宣发的生理功能主要体现在（　　）

A. 通过肺的宣发，排出体内的浊气

B. 吸入自然界清气，下纳于肾

C. 将脾所传输的水谷精微和津液布散全身，外达皮毛

D. 宣发卫气，调节腠理之开合，将津液转化为汗液，排出体外

E. 清肃呼吸道的异物，保持呼吸道的通畅

项目七
中药学

一、单项选择题（每题有4个备选项，其中只有1个最符合题意。）

ZLBa9. 下列哪项不是寒凉性药所具有的功效（　　）

A. 清热　B. 解毒　C. 化湿　D. 凉血

ZLBa10. 下列哪项属于甘味药的适应证（　　）

A. 尿频尿急　B. 瘰疬　C. 拘急疼痛　D. 咳嗽

ZLBa11. 生姜解生半夏毒的配伍关系是（　　）

A. 相须　B. 相使　C. 相畏　D. 相杀

ZLBa12. 妊娠禁用药多为（　　）

A. 峻猛剧毒之品　B. 辛热滑利之品

C. 活血祛瘀之品　D. 攻下通肠之品

ZLBa13. 表虚自汗、阴虚盗汗应慎用的药物是（　　）

A. 麻黄　B. 桂枝　C. 紫苏叶　D. 防风

★ZLBa14. 可用于治疗风寒表证、风热表证、表证夹湿的药物是（　　）

A. 防风　B. 桂枝　C. 香薷　D. 紫苏叶

ZLBa15. 用于肝阳眩晕的最佳药组是（　　）

A. 蝉蜕、桑叶　B. 葛根、桑叶

C. 桑叶、菊花　D. 牛蒡子、菊花

★ZLBa16. 具有凉血消斑作用，可治疗温病高热，神昏，发斑发疹，血热毒盛之丹毒，宜选用（　　）

A. 金银花　B. 板蓝根　C. 绵马贯众　D. 大青叶

★ZLBa17. 具有解毒定惊作用，可治疗高热神昏、斑疹及血热出血的药

物是（　　）

A. 生地黄　　B. 玄参　　C. 紫草　　D. 水牛角

ZLBa18. 甘遂具有的功效是（　　）

A. 泻水逐饮，消肿散结　　B. 泻下冷积，逐水退肿

C. 泻水逐饮，祛痰止咳　　D. 泻下，软坚，清热，回乳

★ZLBa19. 某男，50岁。肝硬化病史多年，近日尿量骤减，症见面浮肢肿、腹部胀大如鼓。治疗宜选用的药物是（　　）

A. 芦荟　　B. 芒硝　　C. 甘遂　　D. 番泻叶

★ZLBa20. 既能用于风寒湿痹，又能麻醉止痛的药物是（　　）

A. 独活　　B. 羌活　　C. 威灵仙　　D. 川乌

★ZLBa21. 某男，41岁。午后呕吐2次，腹泻5次，经输液治疗后，夜间吐泻未作，天明前左腿抽筋2次，起床后仍感疼痛。证属湿浊中阻，治疗宜选用的药物是（　　）

A. 木瓜　　B. 独活　　C. 蕲蛇　　D. 豨莶草

★ZLBa22. 某女，40岁。既往有尿路感染病史，常反复发作。清明时节，因感受风热诱发旧疾，伴有咳嗽吐痰。刻下尿频、尿急、尿痛、尿黄，咳嗽痰多而黄。证属痰热阻肺、湿热下注，治当利尿通淋，清肺化痰，治疗宜首选的药物是（　　）

A. 木通　　B. 车前子　　C. 萹蓄　　D. 通草

★ZLBa23. 某女，41岁。小便不利，水肿腹胀，呕逆泄泻，渴不思饮，淋浊，带下。医师诊断为水肿，辨证为下焦湿热。治疗宜首选的药物是（　　）

A. 泽泻　　B. 茯苓　　C. 薏苡仁　　D. 车前子

★ZLBa24. 某医师治疗下元虚冷、虚阳上浮之上热下寒证，常选用肉桂，此因肉桂除能补火助阳外，还能（　　）

A. 疏肝下气　　B. 引火归元　　C. 回阳救逆　　D. 温中止呕

ZLBa25. 吴茱萸具有的功效为（　　）

A. 散寒止痛、降逆止呕　　B. 祛风止痛、温肺化饮

C. 回阳救逆、温肾助阳　　D. 温中止痛、祛风杀虫

★ZLBa26. 某女，45岁。痰壅气逆，咳嗽喘逆，痰多胸闷，饮食停滞，舌苔白腻，脉滑。证属痰涎壅盛，治疗宜选用的药物是（　　）

A. 谷芽　　B. 神曲　　C. 莱菔子　　D. 鸡内金

ZLBa27. 某女，26岁。产后20天，乳房胀痛，乳漏不止。患者要求回乳，宜选用的药物是（　　）

A. 麦芽　　B. 神曲　　C. 莱菔子　　D. 鸡内金

ZLBa28. 治痔疮、便血及崩漏之佳品的是（　　）

A. 地榆　B. 棕榈炭　C. 艾叶　D. 白及

★ZLBa29. 某女，40 岁。素体虚弱，经寒痛经，此次行经已 10 余日，至今仍漏下不止，色淡红，舌质胖淡，苔薄白。治当温经止血、散寒止痛，宜选用的药物是（　　）

A. 地榆　B. 棕榈炭　C. 艾叶　D. 白及

★ZLBa30. 某女，50 岁。胸闷憋气，痰稠不易咳出，便秘。治疗宜首选的药物是（　　）

A. 桔梗　B. 瓜蒌　C. 郁金　D. 桂枝

★ZLBa31. 某医师根据“肺为娇脏，喜润恶燥”之特点，在治疗咳嗽痰喘的处方中常将紫菀与款冬花相须为用，二者除能润肺下气外，还能（　　）

A. 润肠通便　B. 降逆止呕　C. 纳气平喘　D. 化痰止咳

ZLBa32. 内服不宜大量服用，且忌“火煅”的药物是（　　）

A. 龙骨　B. 牡蛎　C. 磁石　D. 朱砂

★ZLBa33. 某女，33 岁。咽喉肿痛，头痛目赤。宜与荆芥、桑叶等配伍应用的药物是（　　）

A. 地龙　B. 羚羊角　C. 僵蚕　D. 全蝎

ZLBa34. 某女，39 岁。近两日皮肤瘙痒，出现湿疹，宜与明矾、蛇床子配伍应用的外用药是（　　）

A. 连翘　B. 青蒿　C. 黄芩　D. 土荆皮

二、配伍选择题（题目分为若干组，每组题目对应同一组备选项，备选项可重复选用，也可不选用。每题只有 1 个备选项最符合题意。）

【ZLBb1～ZLBb4】

A. 夏枯草　B. 天花粉　C. 栀子

D. 知母　E. 淡竹叶

ZLBb1. 能清热泻火，滋阴润燥的药物是（　　）

ZLBb2. 能清肝火，散郁结，降血压的药物是（　　）

ZLBb3. 能清热除烦，利尿的药物是（　　）

ZLBb4. 能清热生津，消肿排脓的药物是（　　）

【ZLBb5～ZLBb8】

A. 佩兰　B. 草果　C. 苍术

D. 砂仁　E. 厚朴

ZLBb5. 治疗风湿痹证的药物是（　　）

ZLBb6. 治疗痰饮咳喘的药物是（　　）

ZLBb7. 治疗气滞胎动不安的药物是（　　）

★ZLBb8. 治疗寒湿内阻，瘟疫发热的药物是（　　）

【ZLBb9～ZLBb12】

A. 陈皮　B. 沉香　C. 枳实

D. 薤白　E. 川楝子

ZLBb9. 治疗脏器下垂，宜选用的药物是（　　）

ZLBb10. 治疗头癣、虫积，宜选用的药物是（　　）

ZLBb11. 治疗肾不纳气之虚喘，宜选用的药物是（　　）

ZLBb12. 治疗脘腹胀满，咳嗽痰多的药物是（　　）

【ZLBb13～ZLBb16】

A. 丹参　B. 乳香　C. 水蛭

D. 土鳖虫　E. 血竭

ZLBb13. 能破血逐瘀，通经的药物是（　　）

ZLBb14. 能活血止痛，消肿生肌的药物是（　　）

ZLBb15. 能破血逐瘀，续筋接骨的药物是（　　）

ZLBb16. 能活血定痛，生肌敛疮的药物是（　　）

【ZLBb17～ZLBb20】

A. 人参　B. 黄芪　C. 白术

D. 山药　E. 党参

ZLBb17. 治肾虚遗精带下宜用（　　）

ZLBb18. 治脾气虚弱胎动不安宜用（　　）

ZLBb19. 治中气下陷之脱肛宜用（　　）

ZLBb20. 治久病虚羸、体虚欲脱宜用（　　）

三、多项选择题（每题有 5 个备选项，其中有 2 个或 2 个以上符合题意。）

★ZLBc3. 具有透疹功效的药物有（　　）

A. 防风　B. 薄荷　C. 牛蒡子

D. 桑叶　E. 葛根

★ZLBc4. 威灵仙的主治病证有（　　）

A. 湿热黄疸　B. 风寒湿痹　C. 肢体麻木

D. 筋脉拘挛　E. 屈伸不利

★ZLBc5. 既能治疗血热妄行之出血证，又能治疗痈肿疮毒的药物有（　　）

A. 小蓟　B. 地榆　C. 槐花

D. 蒲黄　E. 莪术

★ZLBc6. 麝香可用于（　　）

A. 温热病神昏　B. 热毒内陷心包神昏

C. 热痰蒙蔽心窍神昏　D. 痰浊闭阻心窍神昏

E. 脱证神昏

项目八
中成药

一、单项选择题（每题有 4 个备选项，其中只有 1 个最符合题意。）

ZLCa35. 中成药的组方原则是（　　）

A. 根据病情　　B. 按照君、臣、佐、使的配伍原则

C. 根据药物功效　　D. 根据临床经验

ZLCa36. 根据中成药的组方原则，下列关于君药作用的说法，正确的是（　　）

A. 针对兼病起主要治疗作用

B. 引方中诸药直达病所

C. 针对主病或主证起主要治疗作用

D. 调和诸药

★ZLCa37. 药品的外标签上应标注，而内标签上可不标注的内容是（　　）

A. 通用名称　B. 产品批号　C. 用法用量　D. 批准文号

ZLCa38. 应当列出所用的全部辅料名称的是（　　）

A. 中药制剂的说明书　　B. 药品不良反应信息

C. 注射剂和非处方药的说明书　　D. 所有药品的说明书

ZLCa39. 风寒感冒患者宜选用的中成药是（　　）

A. 银翘解毒片　　B. 双黄连颗粒

C. 感冒灵颗粒　　D. 感冒清热颗粒

ZLCa40. 双黄连颗粒的药物组成是（　　）

A. 金银花、黄连、黄芩　　B. 金银花、黄连、连翘

C. 金银花、连翘、黄芩　　D. 连翘、黄芩、黄连

ZLCa41. 用于治疗流行性感冒属热邪袭肺证的中成药是（　　）

A. 感冒灵颗粒　　B. 感冒退热颗粒

C. 连花清瘟胶囊　　D. 双黄连颗粒

ZLCa42. 可用于晕车、晕船，具有解表、祛湿、和中功能的中成药是（　　）

A. 藿香正气口服液　　B. 保济丸

C. 十滴水软胶囊　　D. 六合定中丸

ZLCa43. 十滴水软胶囊的使用注意事项是（　　）

A. 风寒感冒者忌服　　B. 脾胃虚寒者忌服

C. 服药期间忌烟、酒及生冷食物　　D. 孕妇忌服

ZLCa44. 治疗气虚感冒时，常需与解表药配合使用的中药是（　　）

A. 补益药　　B. 活血化瘀药　　C. 清热解毒药　　D. 止咳平喘药

ZLCa45. 用于治疗外感病、邪犯少阳证的中成药是（　　）

A. 防风通圣丸　　B. 十滴水软胶囊

C. 玉屏风口服液　　D. 小柴胡颗粒

ZLCa46. 具有解表通里、清热解毒功能的中成药是（　　）

A. 防风通圣丸　　B. 感冒退热颗粒

C. 四季感冒片　　D. 小柴胡颗粒

ZLCa47. 下列用于治疗咳嗽的中成药中，运动员慎用的是（　　）

A. 桂龙咳喘宁　　B. 苏黄止咳胶囊

C. 复方鲜竹沥液　　D. 苏子降气丸

ZLCa48. 用于治疗肝火犯胃，脘胁疼痛，口苦嘈杂，呕吐酸水的中成药是（　　）

A. 香砂养胃丸　　B. 三九胃泰　　C. 左金丸　　D. 小建中和剂

ZLCa49. 用于治疗胃阳不足、湿阻气滞所致的胃痛、痞满的中成药是（　　）

A. 温胃舒颗粒　　B. 香砂养胃丸　　C. 左金丸　　D. 小建中和剂

ZLCa50. 用于食积内停所致的食欲不振、消化不良、脘腹胀闷，宜选用（　　）

A. 大山楂丸　　B. 枳术丸　　C. 小儿化食丸　　D. 保和丸

ZLCa51. 用于脾虚气滞，脘腹痞闷，食欲不振，大便溏软的中成药是（　　）

A. 大山楂丸　　B. 枳术丸　　C. 香砂养胃丸　　D. 香砂枳术丸

ZLCa52. 脾肾阳虚泄泻可以选用（　　）

A. 肠炎宁片　　B. 复方黄连素片

C. 固本益肠片　　D. 保济口服液

ZLCa53. 具有健脾温肾、涩肠止泻的功能的中成药是（　　）

A. 固本益肠片　B. 肠炎宁片　C. 苋菜黄连素　D. 复方黄连素片

ZLCa54. 保济口服液的使用注意是（　　）

A. 脾胃虚寒者慎用　　B. 本药不可过量，久服

C. 服药期间忌食辛辣、油腻之物　D. 孕妇忌服

ZLCa55. 下列中成药中，孕妇慎用的是（　　）

A. 复方丹参滴丸　　B. 通心络胶囊

C. 速效救心丸　　D. 天王补心丸

ZLCa56. 再造丸主要用于痹证之（　　）

A. 行痹　B. 着痹　C. 痛痹　D. 痰瘀痹阻证

二、配伍选择题（题目分为若干组，每组题目对应同一组备选项，备选项可重复选用，也可不选用。每题只有 1 个备选项最符合题意。）

【ZLCb21～ZLCb22】

A. 阴虚肺燥　B. 外感风热　C. 上实下虚、气逆痰壅

D. 风邪犯肺，肺气失宣　　E. 肺肾阴虚

ZLCb21. 苏子降气丸的适应证是（　　）

ZLCb22. 苏黄止咳胶囊的适应证是（　　）

【ZLCb23～ZLCb24】

A. 三九胃泰　B. 荆花胃康　C. 胃苏颗粒

D. 越鞠丸　E. 温胃舒颗粒

ZLCb23. 具有温中养胃、行气止痛的功能的是（　　）

ZLCb24. 用于湿热内蕴、气滞血瘀所致胃痛的是（　　）

【ZLCb25～ZLCb26】

A. 固本益肠片　B. 肠炎宁片　C. 苋菜黄连素

D. 参苓白术散　E. 保济口服液

ZLCb25. 脾肾阳虚所致的泄泻，宜选用（　　）

ZLCb26. 大肠湿热所致的泄泻、痢疾，宜选用（　　）

【ZLCb27～ZLCb28】

A. 下焦湿热所致的热淋

B. 下焦湿热所致的急、慢性肾盂肾炎，泌尿系感染

C. 湿热下注所致的带下病

D. 肾气不足、湿热瘀阻所致的癃闭

E. 湿热下注、毒瘀互阻所致的带下病

ZLCb27. 癃闭舒胶囊的主治为（　　）

ZLCb28. 三金片的主治为（　　）

【ZLCb29～ZLCb30】

A. 右归丸　　B. 二至丸　　C. 大补阴丸

D. 左归丸　　E. 首乌丸

ZLCb29. 肝肾阴虚，眩晕耳鸣，腰膝酸软，常选用的中成药是（　　）

ZLCb30. 阴虚火旺，潮热盗汗，耳鸣遗精，常选用的中成药是（　　）

【ZLCb31～ZLCb32】

A. 舒肝健脾，养血调经　　B. 清热除湿，益气化瘀

C. 清热利湿，理气活血　　D. 理气养血，暖宫调经

E. 滋阴清热，固经止带

ZLCb31. 妇炎康片的功能是（　　）

ZLCb32. 艾附暖宫丸的功能是（　　）

【ZLCb33～ZLCb34】

A. 小儿豉翘清热颗粒　　B. 安儿宁颗粒

C. 小儿热速清口服液　　D. 玉屏风口服液

E. 启脾丸

ZLCb33. 小儿外感风热所致的高热、头痛、咽喉肿痛，宜选用（　　）

ZLCb34. 小儿风热感冒，咳嗽有痰，发热咽痛，宜选用（　　）

【ZLCb35～ZLCb36】

A. 明目上清丸　　B. 龙胆泻肝丸　　C. 黄连上清丸

D. 明目地黄丸　　E. 金果饮

ZLCb35. 具有滋肾、养肝、明目功能的是（　　）

ZLCb36. 具有清肝胆、利湿热功能的是（　　）

三、多项选择题（每题有 5 个备选项，其中有 2 个或 2 个以上符合题意。）

★ZLCc7. 下列哪些中成药，适合肝胃不和的患者服用（　　）

A. 荆花胃康　　B. 小建中合剂　　C. 越鞠丸

D. 三九胃泰　　E. 枳术丸

★ZLCc8. 下列中成药中，孕妇禁用的是（　　）

A. 腰息痛胶囊　　B. 再造丸　　C. 木瓜丸

D. 天麻丸　　E. 大活络丸

项目九 中药鉴别

一、单项选择题（每题有4个备选项，其中只有1个最符合题意。）

ZLDa57. 中药的性状鉴定内容不包括药材的（　　）

A. 水试　　B. 形状　　C. 质地　　D. 气味

ZLDa58. 具有“锦纹”特征的药材是（　　）

A. 川芎　　B. 虎杖　　C. 何首乌　　D. 大黄

ZLDa59. 中心维管束外周散有多数黄白色点状维管束，断续排列成2～4轮的药材是（　　）

A. 牛膝　　B. 商陆　　C. 何首乌　　D. 大黄

ZLDa60. 多集聚成簇，常弯曲，形如鸡爪的黄连商品药材是（　　）

A. 云连　　B. 雅连　　C. 味连　　D. 土黄连

★ZLDa61. 甘草根的断面特征不包括（　　）

A. 略显纤维性　　B. 具明显的形成层环纹及放射状纹理

C. 中央有髓　　D. 黄白色，有裂隙

ZLDa62. 根头略膨大，可见暗绿色或暗棕色轮状排列的叶柄残基和密集的疣状突起，断面皮部黄白色，木部黄色，呈“金井玉栏”的药材是（　　）

A. 北豆根　　B. 板蓝根　　C. 山豆根　　D. 葛根

ZLDa63. 根茎呈不规则的块状，周围和下端着生多数细长的根；根表面淡黄色或黄棕色，多有显著的横皱纹，味甚苦，此药材是（　　）

A. 秦艽　　B. 紫菀　　C. 黄连　　D. 龙胆

ZLDa64. 具有“怀中抱月”性状特征的药材是（　　）

A. 大贝　　B. 炉贝　　C. 松贝　　D. 青贝

ZLDa65. 根茎簇生多数细根，多编成辫状，表面紫红色或灰红色的药材是（　　）

A. 秦艽　　B. 紫草　　C. 紫菀　　D. 茜草

ZLDa66. 大血藤区别于鸡血藤的重要性状特征是（　　）

A. 髓偏向一侧　　B. 皮部深红色，有数处向内嵌入木部

C. 有菊花心　　D. 具多层同心性环纹

ZLDa67. 西红花的入药部位是（　　）

A. 干燥柱头　　B. 干燥花

C. 干燥头状花序　　D. 干燥花蕾

ZLDa68. 荆芥来源于（　　）

A. 菊科　　B. 蔷薇科　　C. 唇形科　　D. 伞形科

ZLDa69. 金钱草为报春花科植物（　　）

A. 过路黄　　B. 聚花过路黄

C. 点腺过路黄　　D. 广金钱草

ZLDa70. 药材地龙来源于（　　）

A. 线蚓科　　B. 真蚓科　　C. 正蚓科　　D. 钜蚓科

ZLDa71. 金钱白花蛇来源于眼镜蛇科动物（　　）

A. 五步蛇　　B. 银环蛇　　C. 乌梢蛇　　D. 白环蛇

ZLDa72. 下列矿物药中主含单质成分的是（　　）

A. 雄黄　　B. 自然铜　　C. 硫黄　　D. 炉甘石

ZLDa73. 不规则片状或颗粒，大小不一，灰白色、灰蓝色或灰黄色，半透明，具吸湿性，口嚼有沙粒感，放在水中有气泡产生，无臭，味淡，此药材是（　　）

A. 冰片　　B. 芦荟　　C. 滑石　　D. 天竺黄

ZLDa74. 海金沙的药用部位为（　　）

A. 种子　　B. 孢子　　C. 菌丝　　D. 花粉

二、配伍选择题（题目分为若干组，每组题目对应同一组备选项，备选项可重复选用，也可不选用。每题只有1个备选项最符合题意。）

【ZLDb37～ZLDb41】

A. 杜仲　　B. 黄柏　　C. 肉桂

D. 白鲜皮　　E. 牡丹皮

ZLDb37. 折断时有胶丝状物相连的中药是（　　）

ZLDb38. 划其内表面可显油痕的中药是（　　）

ZLDb39. 折断时有粉尘出现，组织较疏松的中药是（　　）

ZLDb40. 饮片呈圆形或卷曲性的薄片，切面淡粉红色的中药是（　　）

ZLDb41. 呈板片状或浅槽状，嚼之有黏性，可将唾液染成黄色的中药是（　　）

【ZLDb42～ZLDb46】

A. 肉质茎　　B. 地上部分　　C. 草质茎

D. 全草　　E. 茎叶

ZLDb42. 淡竹叶的药用部位是（　　）

ZLDb43. 锁阳的药用部位是（　　）

ZLDb44. 广藿香的药用部位是（　　）

ZLDb45. 麻黄的药用部位是（　　）

ZLDb46. 半枝莲的药用部位是（　　）

三、多项选择题（每题有 5 个备选项，其中有 2 个或 2 个以上符合题意。）

ZLDc9. 以下为叶类中药的有（　　）

A. 蒲公英　　B. 淫羊藿　　C. 大青叶

D. 番泻叶　　E. 广藿香

ZLDc10. 果实种子类中药性状特征说法正确的是（　　）

A. 乌梅极酸

B. 枳壳有凹下的油点

C. 枸杞子味甜

D. 吴茱萸用药部位为成熟果实

E. 小茴香为双悬果，横切面略呈五边形，背面四边约等长

项目十
中药检测

单项选择题（每题有 4 个备选项，其中只有 1 个最符合题意。）

ZLEa75. 杂质检测每次可取 3 份供试品，分别测定，取其（　　）

A. 平均值　　B. 最高值　　C. 最低值　　D. 随机值

ZLEa76. 下列哪项可以直接反映饮片的纯度（　　）

A. 总灰分　　B. 酸不溶性灰分

C. 水分　　D. 异形片

项目十一 中药调剂

一、单项选择题（每题有4个备选项，其中只有1个最符合题意。）

ZLFa77. 只可外用，不可内服的是（　　）

A. 红粉　　B. 闹羊花　　C. 草乌　　D. 轻粉

ZLFa78. 不宜与密陀僧同用的是（　　）

A. 狼毒　　B. 甘遂　　C. 巴豆　　D. 人参

ZLFa79. 下列选项中，属于处方前记的是（　　）

A. 药品名称　　B. 患者姓名　　C. 医师签名　　D. 药品有效期

ZLFa80. 调配处方时，应作到（　　）

A. 四查十对　　B. 四查四对　　C. 三查两对　　D. 四查八对

ZLFa81. 中药调剂称量时，每剂药之间的重量误差不得超过（　　）

A. 1%　　B. 2%　　C. 3%　　D. 5%

ZLFa82. 下列哪个是决明子常见的别名（　　）

A. 草决明　　B. 石决明　　C. 金铃子　　D. 凤仙子

ZLFa83. 下列哪个是红花常见的别名（　　）

A. 西红花　　B. 番红花　　C. 藏红花　　D. 草红花

ZLFa84. 中药并开名"二冬"指的是（　　）

A. 麦冬、天冬　　B. 麦冬、款冬花

C. 天冬、款冬花　　D. 冬瓜皮、款冬花

ZLFa85. 处方写药名（或炒）即付麸炒品的是（　　）

A. 紫苏子　　B. 僵蚕　　C. 狗脊　　D. 枇杷叶

ZLFa86. 下列与药名有关的术语中，属于对品质有特殊要求的是（　　）

A. 田三七　　B. 冬桑叶　　C. 明天麻　　D. 酒大黄

★ZLFa87. 根据《医疗用毒性药品管理办法》规定，中药饮片斑蝥的用量为（　　）

A. 3～6g　　B. 0.3～0.6g

C. 0.03～0.06g　　D. 0.15～0.3g

ZLFa88. 下列被列为麻醉药品管理的中药是（　　）

A. 天仙子　　B. 麻黄　　C. 罂粟壳　　D. 狼毒

二、配伍选择题（题目分为若干组，每组题目对应同一组备选项，备选项可重复选用，也可不选用。每题只有1个备选项最符合题意。）

【ZLFb47～ZLFb50】

A. 中成药处方　　B. 中药饮片处方

C. 不合格处方　　D. 合格处方

E. 特殊处方

ZLFb47. 每一种药品须另起一行的是（　　）

ZLFb48. 按君、臣、佐、使顺序书写的是（　　）

ZLFb49. 签名不完整、字迹不清楚的是（　　）

ZLFb50. 将中成药、中药饮片合并开具的是（　　）

【ZLFb51～ZLFb53】

A. 麦芽　　B. 枳壳　　C. 吴茱萸

D. 骨碎补　　E. 棕榈

ZLFb51. 处方写药名（或炒）即付清炒品的是（　　）

ZLFb52. 处方写药名（或炙）即付烫制品的是（　　）

ZLFb53. 处方写药名（或炒）即付麸炒品的是（　　）

【ZLFb54～ZLFb56】

A. 一次有效　　B. 一年备查　　C. 两次有效

D. 两年备查　　E. 三年备查

ZLFb54. 毒性中药的处方有效期是（　　）

ZLFb55. 毒性中药的处方应保存（　　）

ZLFb56. 麻醉药品的处方应保存（　　）

★【ZLFb57～ZLFb60】

A. 千金子　　B. 闹羊花　　C. 斑蝥

D. 轻粉　　E. 甘遂

ZLFb57. 用量为1～2g的是（　　）

ZLFb58. 用量为0.6～1.5g的是（　　）

ZLFb59. 内服每次用量为0.1～0.2g的是（　　）

ZLFb60. 入丸散用量为 0.5～1.5g 的是（　　）

三、多项选择题（每题有 5 个备选项，其中有 2 个或 2 个以上符合题意。）

ZLFc11. 并开药名焦四仙指的是（　　）

A. 焦山楂　　B. 焦槟榔　　C. 焦麦芽

D. 焦栀子　　E. 焦神曲

ZLFc12. 处方写药名（或炙）即付醋炙品的有（　　）

A. 乳香　　B. 商陆　　C. 青皮

D. 香附　　E. 甘遂

ZLFc13. 以下属于《医疗用毒性药品管理办法》规定的毒性中药有（　　）

A. 斑蝥　　B. 生半夏　　C. 青娘虫

D. 生狼毒　　E. 生巴豆

★ZLFc14. 以下毒性中药品种，孕妇禁用的是（　　）

A. 生白附子　　B. 生甘遂　　C. 生巴豆

D. 生马钱子　　E. 蟾酥

项目十二
中药的煎煮与服用方法

单项选择题（每题有 4 个备选项，其中只有 1 个最符合题意。）

ZLGa89. 煎药器具禁用的是（　　）

A. 玻璃容器　　B. 搪瓷锅　　C. 铁锅　　D. 不锈钢锅

ZLGa90. 煎药前，应先将药物用冷水浸透，一般中药饮片需浸泡（　　）

A. 15 分钟　　B. 30 分钟　　C. 45 分钟　　D. 60 分钟

ZLGa91. 冲服的药物是（　　）

A. 马勃　　B. 鹿角胶　　C. 竹沥　　D. 三七

ZLGa92. 成人的汤剂服用量一般每日 2 次，每次（　　）

A. 50～100ml　　B. 100～150ml

C. 150～200ml　　D. 200～250ml

项目十三
中药的储存与养护

单项选择题（每题有 4 个备选项，其中只有 1 个最符合题意。）

ZLHa93. 存放于贵细中药柜的药材是（　　）

A. 陈皮　　B. 浙贝母　　C. 海马　　D. 砒霜

ZLHa94. 中药房温湿度的控制中通常使用的吸湿剂不包括（　　）

A. 生石灰　　B. 无水氯化钙

C. 浓硫酸　　D. 硅胶

ZLHa95. 西红花与冬虫夏草同储于低温干燥处属（　　）

A. 低温冷藏法　　B. 密封法

C. 对抗同贮法　　D. 气调养护法

ZLHa96. 遇火极易燃烧的药材有（　　）

A. 哈蟆油　　B. 海金沙　　C. 红升丹　　D. 没药

项目十四
常见病辨证论治

单项选择题（每题有 4 个备选项，其中只有 1 个最符合题意。）

ZLIa97. 肾虚作喘宜选用的中成药是（　　）

A. 清气化痰丸　　B. 清肺抑火丸

C. 固本咳喘片　　D. 橘红丸

ZLIa98. 患者，勾某，60 岁。症见心胸刺痛，痛有定处，入夜尤甚，胸闷，舌紫暗有瘀斑，脉弦涩。中医辨证为（　　）

A. 气滞心胸证　　B. 寒凝心脉证

C. 心血瘀阻证　　D. 痰浊闭阻证

ZLIa99. 患者，韩某，59 岁。症见心烦不寐，烦躁难安，口干舌燥，小便短赤，舌尖红，苔薄黄，脉数有力。中医辨证为（　　）

A. 心脾两虚　　B. 阴虚火旺　　C. 肝郁化火　　D. 心火炽盛

ZLIa100. 脾胃虚弱泄泻宜选用的中成药是（　　）

A. 复方黄连素片　　B. 人参健脾丸

C. 良附丸　　D. 保和丸

ZLIa101. 患者，霍某，68 岁。症见大便秘结，面色无华，头晕目眩，心悸，舌淡，脉细涩。中医辨证为（　　）

A. 热结肠胃　　B. 阳虚寒凝　　C. 津血亏虚　　D. 肝脾气郁

ZLIa102. 患者，刘某，38 岁。症见痔疮出血，血色鲜红，伴口干，大便秘结；舌红，苔薄黄，脉浮数。中医辨证为肠风下血，宜选用的中成药是（　　）

A. 补中益气丸　　B. 防风通圣丸

C. 当归苦参丸　　D. 槐角丸

ZLIa103. 胃肠湿热型瘾疹宜选用的中成药是（　　）

A. 连翘败毒丸　　B. 防风通圣丸

C. 当归苦参丸　　D. 消风止痒颗粒

ZLIa104. 肾阴虚型绝经前后诸证，宜选用的中成药是（　　）

A. 更年安片　　B. 妇康宁片

C. 乌鸡白凤丸　　D. 妇宝颗粒

ZLIa105. 小儿脾虚夹积，宜选用的中成药是（　　）

A. 归脾丸　　B. 补中益气丸

C. 保和丸　　D. 启脾丸

ZLIa106. 风热蕴肺型鼻渊，宜选用的中成药是（　　）

A. 败毒丸　　B. 牛黄上清丸

C. 霍胆丸　　D. 鼻窦炎口服液

项目十五
药学服务

一、单项选择题（每题有4个备选项，其中只有1个最符合题意。）

ZLJa107. 药品零售企业在处理顾客投诉时应遵循的程序是（　　）

A. 接受—记录—处理—归档

B. 接受—处理—记录—归档

C. 记录—接受—处理—归档

D. 接受—记录—归档—处理

ZLJa108. 合理用药的基本原则是（　　）

A. 安全、有效、简便、携带方便

B. 安全、简便、经济、携带方便

C. 安全、有效、简便、经济

D. 有效、简便、经济、携带方便

二、多项选择题（每题有5个备选项，其中有2个或2个以上符合题意。）

ZLJc15. 下列哪些说法是正确的（　　）

A. 香连丸与西药阿托品、咖啡因同服，容易增加毒性，出现药物中毒

B. 六味地黄丸与碳酸氢钠同时服用，会发生酸碱中和

C. 银杏叶制剂与阿司匹林合用，可增加血小板功能的抑制，造成出血现象

D. 六神丸与心律平同服，可导致心跳骤停

E. 六神丸与奎尼丁同服，可导致心跳加快

ZLJc16. 下列说法正确的是（　　）

A. 含麻黄中成药与氨茶碱同服，能使毒性增加
B. 含黄连碱中成药与氨茶碱同服，容易增加毒性
C. 含酸性药物的中成药与氢氧化铝凝胶同服，降低药物疗效
D. 七厘散与四环素同服，降低药物疗效
E. 附子理中丸和牛黄解毒片合用，能增强疗效

项目十六
职业道德与安全知识

一、单项选择题（每题有4个备选项，其中只有1个最符合题意。）

ZLKa109. 医药职业道德的根本宗旨是（　　）

A. 以患者为中心，提供安全、有效、经济的优质药品和服务

B. 全心全意为人民服务

C. 以患者为中心，为人民防病治病

D. 救死扶伤，实行人道主义

ZLKa110. 消防工作应贯彻的方针（　　）

A. 以防为主　　B. 防消结合

C. 以防为主、防消结合　　D. 以消为主

ZLKa111. 下列关于化学危险物品存放描述正确的是（　　）

A. 有机氧化剂和无机氧化剂不能混存

B. 可燃气体与助燃气体混存

C. 点火器材与起爆器材、爆炸性物品混存

D. 不同灭火剂混存

ZLKa112. 发生触电事故应及时进行正确救护，下列描述错误的是（　　）

A. 迅速解脱电源　　B. 检查触电人员

C. 不能体外心脏挤压　　D. 人工呼吸法

二、多项选择题（每题有5个备选项，其中有2个或2个以上符合题意。）

ZLKc17. 医药职业道德的基本原则是（　　）

A. 以患者为中心

B. 为人民防病治病提供安全、有效、经济的优质药品和服务
C. 救死扶伤
D. 实行人道主义
E. 全心全意为人民服务

ZLKc18. 医药行业职业守则是（　　）
A. 遵纪守法，爱岗敬业
B. 质量为本，信誉第一
C. 急人所难，救死扶伤
D. 文明经商，服务热情
E. 团结协作，共同努力

项目十七
法律法规基础知识

一、单项选择题（每题有4个备选项，其中只有1个最符合题意。）

ZLLa113. 下列哪种情形为假药（　　）

A. 药品所含成分与国家药品标准规定的成分不符

B. 药品成分的含量不符合国家药品标准

C. 被污染的药品

D. 未标明或者更改有效期的药品

ZLLa114. 开办药品批发企业和药品零售企业必须取得（　　）

A. 药品生产许可证　　B. 药品经营许可证

C. 医疗制剂许可证　　D. 药品进口许可证

ZLLa115. 未取得药品生产许可证、药品经营许可证或者医疗机构制剂许可证生产、销售药品的，责令关闭，没收违法生产、销售的药品和违法所得，并处罚款，罚款金额为违法生产、销售的药品（包括已售出和未售出的药品）货值金额的（　　）

A. 一至三倍　　B. 五至十倍　　C. 十至十五倍　D. 十五至三十倍

ZLLa116. 目前我国是哪个部门主管全国药品监督管理工作（　　）

A. 国家中医药管理局　　B. 国家卫生健康委员会

C. 国家药品监督管理局　　D. 国家质量监督检验检疫总局

ZLLa117. 根据《麻醉药品和精神药品管理条例》，下列关于精神药品经营和使用的说法，正确的是（　　）

A. 医疗机构办理《麻醉药品、第一类精神药品购用印鉴卡》，应向设区的市级卫生行政部门提出申请

B. 药品零售企业不得从事第一类精神药品和第二类精神药品零售业务

C.《麻醉药品、第一类精神药品购用印鉴卡》的有效期为 5 年，应在有效期满前 3 个月重新提出申请

D. 由于特殊地理位置的原因，区域性批发企业需要就近向其他省份医疗机构销售第一类精神药品的，应当经国家药品监督管理部门批准

ZLLa118. 药品生产、经营企业和医疗机构发现或者获知新的、严重的药品不良反应当在（　　）

A. 5 日内报告　　B. 10 日内报告

C. 15 日内报告　　D. 20 日内报告

ZLLa119. 药品说明书和标签由哪个部门予以核准（　　）

A. 省食品药品监督管理局　　B. 省工商管理局

C. 省卫生健康委员会　　D. 国家药品监督管理局

ZLLa120. 哌醋甲酯用于治疗儿童多动症时，每张处方不得超过（　　）

A. 1 日用量　　B. 3 日用量　　C. 7 日用量　　D. 15 日用量

二、多项选择题（每题有 5 个备选项，其中有 2 个或 2 个以上符合题意。）

ZLLc19. 根据《中华人民共和国药品管理法》有关医疗机构药事管理规定（　　）

A. 医疗机构应当配备依法经过资格认定的药师或者其他药学技术人员

B. 医疗机构购进药品，应当建立并执行进货检查验收制度，验明药品合格证明和其他标识；不符合规定要求的，不得购进和使用

C. 医疗机构应当有与所使用药品相适应的场所、设备、仓储设施和卫生环境，制定和执行药品保管制度

D. 医疗机构应当采取必要的冷藏、防冻、防潮、防虫、防鼠等措施，保证药品质量

E. 不符合规定要求的药品不得购进和使用

ZLLc20. 哪些药品不得在网络上销售（　　）

A. 疫苗　　B. 血液制品

C. 麻醉药品、精神药品　　D. 医疗用毒性药品、放射性药品

E. 药品类易制毒化学品

上篇　中药调剂技能操作试题参考答案

项目三　审方参考答案

处方编号 01

①处方前记未标处方日期；②桃红 18g，应付桃仁 9g，红花 9g；③蕺菜应付鱼腥草；④葶苈子应注明包煎，《中药处方格式与书写规范》：调剂、煎煮的特殊要求注明在药品右上方。

处方编号 02

①处方后记医师未签名；②二地丁 30g，应付蒲公英 15g，紫花地丁 15g；③锦纹应付大黄；④大黄不宜久煎（后下）；⑤甘草不宜与海藻同用。

处方编号 03

①枣皮应付山茱萸；②制附子不宜与天花粉同用；③肉桂不宜与赤石脂同用；④赤石脂宜先煎、制附子宜先煎久煎。

处方编号 04

合格处方。

处方编号 05

①连三朵应付款冬花，白附片应付制附子；②青陈皮 18g 应付青皮 9g，陈皮 9g；③制半夏有毒，不可超剂量使用，用量范围为 3～9g；④制半夏不宜与白附片同用，瓜蒌皮不宜与白附片同用；⑤石膏、制附子宜先煎。

处方编号 06

①望春花应付辛夷；②望春花与辛夷药味重复；③甘草与京大戟不宜同用；④京大戟，孕妇禁用；⑤辛夷（望春花）宜包煎。

处方编号 07

①破故纸应付补骨脂；②罂粟壳超剂量；③罂粟壳，孕妇禁用；④砂仁后下；⑤剂数 5 剂，不符合罂粟壳每张处方不得超过三日用量要求。

处方编号 08

①棱术 18g 应付三棱 9g，莪术 9g；②莎草根应付香附；③甘草不宜与甘遂同用；④甘遂超剂量；⑤甘遂不宜水煎服，应炮制后入丸散。

处方编号 09

①制白附子超剂量；②苦杏仁后下；③生姜 3 片不规范；④处方中含麻黄，与降压药合用会使降压药作用减弱。

处方编号 10

①炒三仙 30g，应付炒山楂 10g，炒麦芽 10g，炒神曲 10g；②云苓应付茯苓；③薄荷后下；④山楂与氨茶碱合用会降低氨茶碱疗效。

处方编号 11

①冬花应付款冬花；②钩藤后下；③川贝母研粉冲服。

处方编号 12

①绵马贯众超剂量；②生石膏先煎；③大枣 12 枚书写不规范。

处方编号 13

①土元应付土鳖虫；②土鳖虫超剂量；③海藻不宜与甘草同用；④棱术 10g 应付三棱 5g，莪术 5g。

处方编号 14

①制南星应付制天南星，有毒；②制天南星超剂量；③瓜蒌仁应付瓜蒌子；④旋覆花包煎；⑤用法“遵医嘱”不规范。

处方编号 15

①处方前记“费别”项目未标出；②吴茱萸超剂量；③砂仁后下；④柴胡无需后下；⑤临床诊断与用药不符。

处方编号 16

①芫花超剂量；②芫花不宜与甘草同用；③双花应付金银花。

处方编号 17

①“年龄”标注不清；②人参另煎；③处方未标剂数；④苏叶应付紫苏叶。

处方编号 18

①硫黄不宜与芒硝同用；②朱砂超剂量；③朱砂多入丸散，不宜入煎剂；④芒硝冲服；⑤硫黄多入丸散。

处方编号 19

①熟地应付熟地黄；②生地应付生地黄；③枸杞应付枸杞子。

处方编号 20

①官桂应付肉桂；②肉桂后下；③蔻仁应付豆蔻；④豆蔻后下。

处方编号 21

①活血丹应付茜草；②丁香不宜与郁金同用；③鳖甲先煎；④豆蔻后下。

处方编号 22

①益母草孕妇慎用；②西红花孕妇慎用；③临床诊断与用药不符。

处方编号 23

①制首乌应付制何首乌；②旱莲草应付墨旱莲；③枣皮应付山茱萸；④姜半夏超剂量。

处方编号 24

①银花应付金银花；②苏子叶 12g 应付紫苏子 6g，紫苏叶 6g；③紫苏子与苏子叶重复用药；④钩藤后下；⑤薄荷后下。

处方编号 25

①桔芩应付黄芩；②制川乌超剂量；③制川乌不宜与浙贝母同用；④制川乌久煎；⑤大枣剂量书写不规范。

处方编号 26

①岷归应付当归；②炒三仙 30g 应付炒山楂 10g，炒神曲 10g，炒麦芽 10g。

处方编号 27

①附子不宜与天花粉同用；②芒硝不宜与三棱同用；③附子久煎；④芒硝冲服。

处方编号 28

①冬花为应付款冬花；②米壳应付罂粟壳；③罂粟壳超剂量；④罂粟壳（米壳）不能另包，需混入群药；⑤阿胶烊化。

处方编号 29

①夜交藤应付首乌藤；②玄明粉冲服；③朱砂超剂量；④煅牡蛎先煎；⑤朱砂多入丸散，不宜入煎剂。

处方编号 30

合格处方。

处方编号 31

①麻子仁应付火麻仁；②锦纹应付大黄；③大黄孕妇慎用；④锦纹、苦杏仁后下；⑤枳实孕妇慎用。

处方编号 32

①瓜蒌根应付天花粉；②土鳖虫超剂量；③瓜蒌根与天花粉重复用药。

处方编号 33

①临床诊断与用药不符；②赤参应付丹参。

处方编号 34

①生龙牡各 30g，应付生龙骨 30g，生牡蛎 30g；②玉金应付郁金；③生龙牡应注明捣碎先煎。

处方编号 35

①生薏米应付生薏苡仁；②栝楼应付瓜蒌。

处方编号 36

红参另煎。

处方编号 37

①木笔花应付辛夷；②辛夷包煎。

处方编号 38

合格处方。

处方编号 39

合格处方。

处方编号 40

①假苏应付荆芥；②薄荷后下；③甘草不宜与甘遂同用；④甘遂超剂量；⑤甘遂炮制后入丸散；⑥苍耳子超剂量。

项目五　中成药介绍参考答案

任务一　辨证荐药笔试试题参考答案

内容	编号	标准答案
常见病辨证论治	典型案例 1	
	1	A
	2	B
	3	C
	典型案例 2	
	1	C
	2	C
	3	D
	典型案例 3	
	1	A
	2	D
	3	C
	典型案例 4（难）	
	1	C
	2	A
	3	C
	典型案例 5	
	1	C
	2	C
	3	D
	典型案例 6	
	1	D
	2	C
	3	B
	典型案例 7	
	1	C
	2	D
	3	A
	典型案例 8	
	1	A
	2	C
	3	D
	典型案例 9	
	1	A
	2	A
	3	B

内容	编号	标准答案
常见病辨证论治	典型案例 10	
	1	B
	2	A
	3	B
	典型案例 11	
	1	D
	2	C
	3	A
	典型案例 12	
	1	A
	2	B
	3	D
	典型案例 13	
	1	C
	2	A
	3	B
	典型案例 14	
	1	B
	2	A
	3	D
	典型案例 15	
	1	C
	2	B
	3	A
	典型案例 16	
	1	C
	2	B
	3	D
	典型案例 17	
	1	D
	2	C
	3	A
	典型案例 18	
	1	A
	2	B
	3	D

任务二　用药咨询笔试试题参考答案

内容	编号	标准答案	内容	编号	标准答案
用药咨询	笔试		用药咨询	笔试	
	1	A		9	A
	2	B		10*	A
	3	A		11	B
	4	C		12	A
	5*	C		13	B
	6	B		14	A
	7*	D		15	D
	8	B		16*	C

任务三　方药分析笔试试题参考答案

内容	编号	参考答案	内容	编号	参考答案
方药分析	典型案例1(难)		方药分析	典型案例4	
	1	C		1	C
	2	D		2	B
	3	A		3	A
	4	A		典型案例5	
	典型案例2			1	B
	1	C		2	C
	2	B		3	B
	3	C		4	BDE
	典型案例3			典型案例6	
	1	A		1	C
	2	B		2	B
	3	B		3	A
	4	ACD		4	C

续表

内容	编号	参考答案	内容	编号	参考答案
方药分析	典型案例 7		方药分析	典型案例 12	
	1	A		1	D
	2	B		2	C
	3	D		3	B
	4	B		4	A
	典型案例 8(难)			典型案例 13	
	1	C		1	A
	2	B		2	D
	3	ACD		3	B
	4	B		4	A
	典型案例 9			典型案例 14	
	1	D		1	B
	2	B		2	D
	3	ABC		3	C
	4	BC		4	ABCD
	典型案例 10			典型案例 15	
	1	C		1	C
	2	B		2	C
	3	C		3	B
	4	B		4	AB
	典型案例 11			典型案例 16	
	1	C		1	D
	2	A		2	B
	3	D		3	D
	4	C		4	A

续表

内容	编号	参考答案
方药分析	典型案例 17	
	1	C
	2	A
	3	D
	典型案例 18	
	1	C
	2	C
	3	A
	典型案例 19（难）	
	1	B
	2	C
	3	A
	4	ABCD
	典型案例 20	
	1	A
	2	B
	3	B
	4	AB

下篇　中药调剂技术理论试题参考答案

项目六 中医基础知识	
编号	参考答案
ZLAa1	B
ZLAa2	A
ZLAa3	C
ZLAa4	B
ZLAa5	B
ZLAa6	A
ZLAa7	B
ZLAa8	C
ZLAc1	BDE
ZLAc2	ACD
单项选择题 8 题 多项选择题 2 题	

项目七 中药学(1)	
编号	参考答案
ZLBa9	C
ZLBa10	C
ZLBa11	D
ZLBa12	A
ZLBa13	A
ZLBa14	A
ZLBa15	C
ZLBa16	D
ZLBa17	D
ZLBa18	A
ZLBa19	C
ZLBa20	D
ZLBa21	A
ZLBa22	B
ZLBa23	A
ZLBa24	B
ZLBa25	A
ZLBa26	C
ZLBa27	A
ZLBa28	A
ZLBa29	C
ZLBa30	B
ZLBa31	D
ZLBa32	D
ZLBa33	C
ZLBa34	D

项目七 中药学(2)	
编号	参考答案
ZLBb1	D
ZLBb2	A
ZLBb3	E
ZLBb4	B
ZLBb5	C
ZLBb6	E
ZLBb7	D
ZLBb8	B
ZLBb9	C
ZLBb10	E
ZLBb11	B
ZLBb12	A
ZLBb13	C
ZLBb14	B
ZLBb15	D
ZLBb16	E
ZLBb17	D
ZLBb18	C
ZLBb19	B
ZLBb20	A
ZLBc3	BCE
ZLBc4	BCDE
ZLBc5	AB
ZLBc6	ABCD
单项选择题 26 题 配伍选择题 20 题 多项选择题 4 题	

项目八 中成药(1)	
编号	参考答案
ZLCa35	B
ZLCa36	C
ZLCa37	D
ZLCa38	C
ZLCa39	D
ZLCa40	C
ZLCa41	C
ZLCa42	B
ZLCa43	D
ZLCa44	A
ZLCa45	D
ZLCa46	A
ZLCa47	B
ZLCa48	C
ZLCa49	B
ZLCa50	A
ZLCa51	D
ZLCa52	C
ZLCa53	A
ZLCa54	D
ZLCa55	A
ZLCa56	A
ZLCb21	C
ZLCb22	D
ZLCb23	E
ZLCb24	A
ZLCb25	A
ZLCb26	B
ZLCb27	D
ZLCb28	A

项目八 中成药(2)	
编号	参考答案
ZLCb29	B
ZLCb30	C
ZLCb31	C
ZLCb32	D
ZLCb33	C
ZLCb34	B
ZLCb35	D
ZLCb36	B
ZLCc7	AD
ZLCc8	ABCE
单项选择题 22 题 配伍选择题 16 题 多项选择题 2 题	

项目九 中药鉴别	
编号	参考答案
ZLDa57	A
ZLDa58	D
ZLDa59	A
ZLDa60	C
ZLDa61	C
ZLDa62	B
ZLDa63	D
ZLDa64	C
ZLDa65	C
ZLDa66	B
ZLDa67	A
ZLDa68	C
ZLDa69	A
ZLDa70	D
ZLDa71	B
ZLDa72	C
ZLDa73	D
ZLDa74	B
ZLDb37	A
ZLDb38	C
ZLDb39	D
ZLDb40	E
ZLDb41	B
ZLDb42	E
ZLDb43	A
ZLDb44	B
ZLDb45	C
ZLDb46	D
ZLDc9	BCD
ZLDc10	ABCE
单项选择题 18 题 配伍选择题 10 题 多项选择题 2 题	

项目十 中药检测	
编号	参考答案
ZLEa75	A
ZLEa76	B
单项选择题 2 题	

项目十一 中药调剂	
编号	参考答案
ZLFa77	A
ZLFa78	A
ZLFa79	B
ZLFa80	A
ZLFa81	D
ZLFa82	A
ZLFa83	D
ZLFa84	A
ZLFa85	B
ZLFa86	C
ZLFa87	C
ZLFa88	C
ZLFb47	A
ZLFb48	B
ZLFb49	C
ZLFb50	C
ZLFb51	A
ZLFb52	D
ZLFb53	B
ZLFb54	A
ZLFb55	D
ZLFb56	E
ZLFb57	A
ZLFb58	B
ZLFb59	D
ZLFb60	E
ZLFc11	ABCE
ZLFc12	ABCDE
ZLFc13	ABCDE
ZLFc14	BCD
单项选择题 12 题 配伍选择题 14 题 多项选择题 4 题	

项目十二 中药的煎煮与 服用方法	
编号	参考答案
ZLGa89	C
ZLGa90	B
ZLGa91	D
ZLGa92	C
单项选择题 4 题	

项目十三 中药的储存 与养护	
编号	参考答案
ZLHa93	C
ZLHa94	C
ZLHa95	C
ZLHa96	B
单项选择题 4 题	

项目十四 常见病辨证论治	
编号	参考答案
ZLIa97	C
ZLIa98	C
ZLIa99	D
ZLIa100	B
ZLIa101	C
ZLIa102	D
ZLIa103	B
ZLIa104	A
ZLIa105	D
ZLIa106	D
单项选择题 10 题	

项目十五 药学服务	
编号	参考答案
ZLJa107	A
ZLJa108	C
ZLJc15	ABCD
ZLJc16	ABCD
单项选择题 2 题 多项选择题 2 题	

项目十六 职业道德与 安全知识	
编号	参考答案
ZLKa109	B
ZLKa110	C
ZLKa111	A
ZLKa112	C
ZLKC17	ABCDE
ZLKC18	ABCDE
单项选择题 4 题 多项选择题 2 题	

项目十七 法律法规 基础知识	
编号	参考答案
ZLLa113	A
ZLLa114	B
ZLLa115	D
ZLLa116	C
ZLLa117	A
ZLLa118	C
ZLLa119	D
ZLLa120	D
ZLLc19	ABCDE
ZLLc20	ABCDE
单项选择题 8 题 多项选择题 2 题	

理论部分：单项选择题 120 题，配伍选择题 60 题，多项选择题 20 题。

参考文献

［1］ 国家药典委员会. 中华人民共和国药典（一部）［M］. 北京：中国医药科技出版社，2020.

［2］ 国家药典委员会. 中华人民共和国药典临床用药须知（2015版）：中药成方制剂卷编［M］. 北京：中国医药科技出版社，2017.

［3］ 曾金发，杜明华. 中药调剂技术［M］. 北京：化学工业出版社，2020.

［4］ 邱华. 中医临床常见病［M］. 北京：中国中医药出版社，2019.

［5］ 王晓戎. 方剂与中成药［M］. 北京：中国中医药出版社，2018.

［6］ 苏兰宜. 中药调剂技术［M］. 北京：中国医药科技出版社，2011.

［7］ 康廷国. 中药鉴定学［M］. 北京：中国中医药科技出版社，2016.

［8］ 国家执业药师考试指南. 中药学综合知识与技能［M］. 北京：中国医药科技出版社，2019.

［9］ 中国药品生物制品鉴定所. 中国中药材真伪鉴别图典［M］. 广州：广东科技出版社，2017.

［10］ 卫莹芳. 中药鉴定学图标解［M］. 北京：人民卫生出版社. 2011.

［11］ 张继，陈德昌. 中国中药材真伪鉴别图典［M］. 广州：广东科技出版社，2005：106.

［12］ 谢万宗. 中药品种理论与应用［M］. 北京：人民卫生出版社，2008：356.

［13］ 魏刚. 中华仙草霍山石斛［M］. 成都：四川科技出版社，2015.

［14］ 康廷国. 中药鉴定学［M］. 2版. 北京：中国中医药出版社，2007.

［15］ 肖培根. 新编中药志（第一卷）［M］. 北京：化学工业出版社，2002.

［16］ 湖南省中药材标准［S］. 长沙：湖南科学技术出版社，1993.

［17］ 宋希贵，王秀云. 中药调剂与鉴别彩色图谱［M］. 北京：中国医药科技出版社，2009.